PHYSIQUE ET CHIMIE MÉDICALES, HISTOIRE NATURELLE MÉDICALE

BLANCHARD (R.). **Zoologie médicale.** 2 vol. in-8. 20 fr.
BOUANT (E.). **Dictionnaire de chimie.** 1 vol. g. in-8. 25 fr.
BUIGNET. **Manipulations de physique.** 1 vol. in-8 Cart. 16 fr.
CAUVET (D.). **Matière médicale.** 2 vol. in-18 jésus. 15 fr.
— **Histoire naturelle médicale.** 2 vol. in-18 12 fr.
— **Botanique.** 1 vol. in-18 jésus, cartonné 10 fr.
DENIKER. **Atlas manuel de botanique.** 1 vol. in-4, avec 200 planches, cartonné 30 fr.
DUCHARTRE. **Botanique,** 1 vol. in-8, cartonné 20 fr.
DUCLAUX. **Le lait.** 1 vol. in-16 3 fr. 50
ENGEL. **Chimie médicale et chimie biologique** 1 vol. in-8 9 fr.
GIROD. **Manipulations de zoologie.** 2 vol. gr. in-8, cartonné 20 fr.
GUIBOURT et PLANCHON. **Drogues simples.** 4 volumes in-8 36 fr.
HERAIL. **Manipulations de botanique médicale et pharmaceutique.** 1 vol. gr. in-8, cartonné. 20 fr.
HÉRAUD. **Plantes médicinales.** 1 vol. in-18, cart. 6 fr.
IMBERT. **Anomalies de la vision.** 1 vol. in-16. 3 fr. 50
JUNGFLEISCH. **Manipulations de chimie.** 1 vol. in-8 cartonné 25 fr.
LEFEVRE. **Dictionnaire d'électricité et de magnétisme.** 1 vol. grand in-8 25 fr.
MACE (E.). **Bactériologie.** 1 vol. in-8 10 fr.
MONIEZ. **Les parasites de l'homme.** 1 vol. in-16 3 fr. 50
RÉCLU. **Manuel de l'herboriste** 1 vol. in-16 2 fr.
ROUX. **Analyse microbiologique des eaux.** 1 vol. in-18 jésus, cartonné 5 fr.
SICARD (H.). **Zoologie.** 1 vol. in-8, cart 20 fr.
WUNDT, MONOYER et IMBERT. **Physique médicale.** 1 vol. in-8 12 fr.

ANATOMIE, HISTOLOGIE ET PHYSIOLOGIE

ANGER. **Anatomie chirurgicale.** 1 vol. in-8 et atlas in-4 de 12 planches coloriées 40 fr.
BALFOUR (F.). **Embryologie.** 2 vol. in-8 30 fr.
BEAUNIS. **Physiologie humaine** 2 vol. in-8, cart. 25 fr.
BEAUNIS et BOUCHARD (A.). **Anatomie descriptive et embryologie.** 1 vol. gr. in-8, fig. col., cart. 20 fr.
— **Anatomie et dissection** 1 vol. in-18 4 fr. 50
COUVREUR. **Le microscope.** 1 vol. in-16 3 fr. 50
— **Les merveilles du corps humain.** 1 v. in-16 3 fr. 50
CUYER et KUHFF. **Le corps humain.** 1 vol. in-8, avec 27 planches col., découpées et superposées. Cartonné. 75 fr.
DUVAL (Mathias). **Cours de physiologie.** 1 vol. in-18, cart. 8 fr.

DUVAL (Mathias). **La technique microscopique et histologique.** 1 vol. in-18 jésus............ 3 fr. 50
DUVAL (Mathias) et CONSTANTIN. **Anatomie et physiologie animales.** 1 vol. in-8................ 6 fr.
FAU ET CUYER. **Anatomie artistique.** 1 vol. in-8 avec 17 planches, fig. noires........................ 6 fr.
— *Le même*, figures coloriées........................ 12 fr.
FREDERICQ. **Manipulations de physiologie.** 1 vol. in-8, cart.. 10 fr.
LABOULBÈNE. **Anatomie pathologique.** 1 vol. in-8, cartonné.. 20 fr.
LIVON (Ch.). **Manuel de vivisections.** 1 vol. in-8, 7 fr.
MOREL (Ch.). **Histologie humaine.** 1 vol. in-8, avec atlas de 56 planches .... 16 fr.
RINDFLEISCH. **Histologie pathologique.** 1 v. in-8. 15 fr.
ROBIN (Ch.). **Microscope.** 1 vol. in-8,............ 20 fr.
— **Programme d'histologie** 1 vol. in-8....... 6 fr.

PATHOLOGIE ET CLINIQUE MÉDICALES, PATHOLOGIE GÉNÉRALE, HISTOIRE DE LA MÉDECINE

BOUCHARD (Ch.). . **Les microbes pathogènes.** 1 vol. in-16.. 3 fr. 50
BOUCHUT. **Pathologie générale.** 1 vol. gr. in-8. 16 fr.
— **Diagnostic et séméiologie.** 1 vol. gr. in-8. 12 fr.
BOUVERET. **La Neurasthénie.** 1 vol. in-8....... 6 fr.
BROWNE (Lennox). **Maladies du larynx.** 1 vol. in-8 12 fr.
COIFFIER. **Auscultation** 1 vol. in-18 jésus, cart.... 4 fr.
CORLIEU. **Aide-mémoire de médecine**, de chirurgie et d'accouchements, 4e *édition*. 1 vol. in-18 jésus, cartonné. 1 fr.
CULLLERE. **Maladies mentales.** 1 vol. in-18 jésus. 6 fr.
CYR (J.) **Maladies du foie.** 1 vol. in-8......... 12 fr.
DAREMBERG. **Histoire des sciences médicales.** 2 vol. in-8.. 20 fr.
FRERICHS. **Maladies du foie.** 1 vol. in-8......... 12 fr.
— **Diabète.** 1 vol. gr. in-8, avec pl. chromolith...... 12 fr.
GALLARD. **Clinique médicale de la Pitié.** 1 v. in-8. 10 fr.
GAUTRELET. **Urines, dépôts, sédiments, calculs.** 1 vol. in-18 jésus.................................... 6 fr.
GRIESINGER et VALLIN. **Maladies infectieuses.** 1 vol. in-8.. 10 fr.
HALLOPEAU. **Pathologie générale.** 1 vol. in-8. 12 fr.
HAMMOND. **Maladies du système nerveux.** 1 vol. gr. in-8.. 20 fr.
HARDY (A.). **Maladies de la peau.** 1 vol. in-8.. 18 fr.
KELSCH et KIENER. **Maladies des pays chauds.** 1 vol. gr. in-8, avec 6 pl.............................. 24 fr.
LAVERAN et TEISSIER. **Pathologie médicale.** 2 vol. in-8.. 20 fr.
LEYDEN (E.). **Maladies de la moelle épinière.** 1 vol. gr. in-8 .... 14 fr.

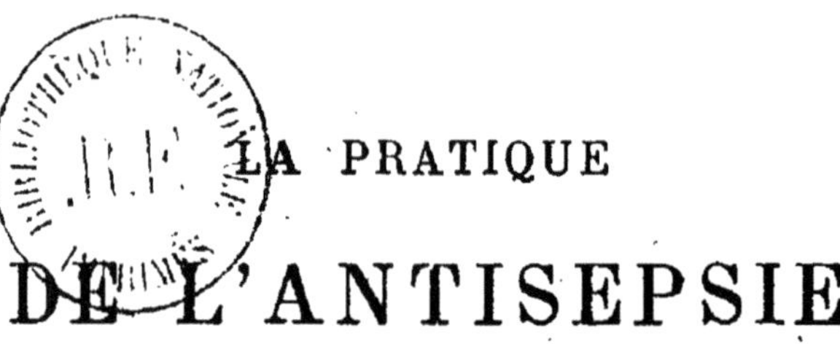

LA PRATIQUE DE L'ANTISEPSIE

DANS

LES MALADIES DES VOIES URINAIRES

ANGERS, IMP. A. BURDIN ET Cie, RUE GARNIER, 4.

LA PRATIQUE
DE L'ANTISEPSIE

DANS

LES MALADIES DES VOIES URINAIRES

PAR

E. DELEFOSSE

DOCTEUR EN MÉDECINE
RÉDACTEUR EN CHEF DES ANNALES DES MALADIES DES ORGANES
GÉNITO-URINAIRES

Avec 49 figures intercalées dans le texte

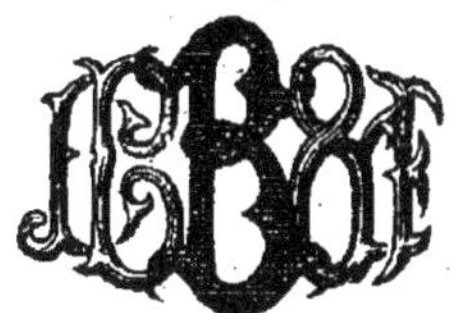

PARIS
LIBRAIRIE J.-B. BAILLIÈRE ET FILS
Rue Hautefeuille, 19, près du boulevard Saint-Germain

1893

PRÉFACE

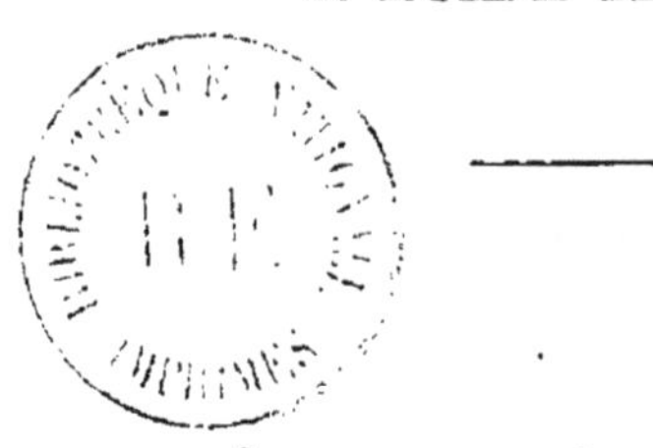

Il y a quelques années, frappé d'une part de l'utilité de l'analyse des urines pour le diagnostic des maladies, d'autre part, de la difficulté qui existait pour les médecins de pratiquer cette analyse, je résolus de réunir en un volume les différents procédés qui, par leur simplicité, permettaient avec la plus grande facilité la recherche des produits normaux et anormaux du liquide urinaire.

Ayant eu le bonheur de réussir dans cet essai de vulgarisation (1), j'ai cru devoir renouveler

(1) Delefosse, *La pratique de l'analyse des urines et de la bactériologie urinaire*, 5e édition, Paris, 1893.

cette tentative en ce qui concerne l'asepsie et l'antisepsie dans les maladies des voies urinaires.

Je me suis aidé, pour faire ce travail, de la littérature médicale depuis dix ans, de mes expériences personnelles, et surtout des nombreux et excellents travaux sortis du laboratoire de l'École de Necker.

Le plan de ce manuel a été très facile à établir.

Il fallait d'abord étudier la cause de la suppuration et de l'intoxication urinaire : celle-ci reconnue, l'exposé succinct des moyens d'investigation pour la rechercher s'imposait.

Il ne restait plus alors qu'à réunir en un faisceau les différents procédés pour stériliser les instruments métalliques et surtout les instruments en gomme et en caoutchouc, spécialement employés dans la chirurgie urinaire.

Le dernier chapitre comprend l'asepsie et l'antisepsie dans chaque opération en particulier.

Je serai très heureux, si j'avais pu réussir, en publiant ce volume, à vulgariser les procédés si importants de stérilisation dans cette branche spéciale de la chirurgie.

Paris, le 15 février 1893.

Dr DELEFOSSE.

LA PRATIQUE

DE L'ANTISEPSIE

DANS

LES MALADIES DES VOIES URINAIRES

« Si j'avais l'honneur d'être chirurgien, je ne voudrais jamais introduire un instrument dans la vessie d'un malade, sans avoir observé les règles de la prudence la plus sévère, pour éviter d'introduire avec lui les germes de l'air.

PASTEUR (*Académie de médecine*, 1875).

CHAPITRE PREMIER

Les Bactéries

Il me paraît utile de rappeler, en tête de ce travail, la définition et la classification des différents micro-organismes virulents, provenant de liquides ou de virus animaux que l'on rencontre sous le microscope.

Les agents de la virulence (microbes, micro-organismes, bactéries) sont des corpuscules

1.

solides; ces corpuscules sont des êtres vivants ; ces êtres vivants sont des végétaux, et ces végétaux sont des algues (Arloing).

Le microbe est bien la semence, le virus sans lequel il n'y a pas de maladie ; mais, pour qu'il germe, il faut qu'il trouve dans l'organisme vivant des conditions favorables et nécessaires à cette germination.

Le nom de *bactéries* est celui qui est le plus employé pour désigner ces corpuscules (fig. 1).

Ces corpuscules se divisent en deux classes générales, suivant leur forme : les *micrococci* et les *bâtonnets* (*bacilles* et *filaments*).

1° Les *micrococci* sont ainsi appelés à cause de leur forme et de leur petitesse.

Ils ont une forme globuleuse, sphérique ou légèrement elliptique : ils mesurent en moyenne $0^{mm},001$ en tous sens, rarement plus quand ils sont globulaires : on ne leur connaît pas de spores : ils se multiplient toujours par simple division, par scissiparité (schizomycètes).

La masse principale est du protoplasma homogène, trouble ou granuleux, incolore ou coloré

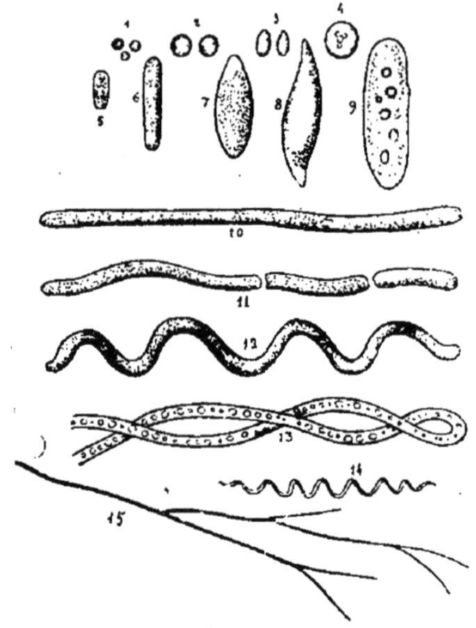

Fig. 1. — Formes des bactéries en général [1].

1. Micrococcus ; 2. Megacoccus ; 3. Coccus lancéolés (en fer de lance) ; 4. Macrococcus ; 5. Bactérie ou bâtonnet court ; 6. Bâtonnet long ; 7. Clostrium : 8. Rhabdomonas ; 9. Monas ; 10. Filament de leptothrix ; 11. Vibrion ; 12. Spirille ; 13. Spiruline ; 14. Spirochète ; 15. Cladothrix (en grande partie d'après Zopf) (Schmitt, *Microbes et maladies*, fig. 1, p. 14).

de diverses manières : elle ne s'allonge jamais en forme de baguette.

Ces *micrococci* se subdivisent en genres, suivant leur groupement :

Staphylococcus (ressemblant à une grappe de raisin).

Diplococcus ou haltère (deux haltères réunies produisent des tétrades ou sarcines). *Monococcus*	Suivant qu'ils se présentent deux ou isolés.

Streptococcus (en forme de chapelet).

Parmi ceux que le médecin est appelé à rencontrer le plus souvent, il faut citer :

1° Les bactéries qui se trouvent dans le pus :

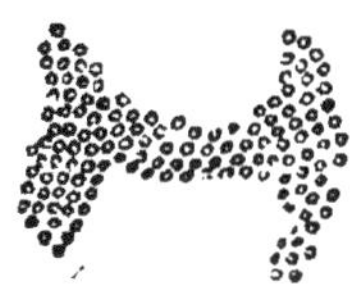

Fig. 2. — *Micrococcus pyogenes aureus*, forme de *staphylococcus*.

Le *micrococcus pyogenes aureus* ou *staphylococcus pyogenes aureus* ou *staphylocoque doré*, qui est celui dont la présence est l'agent le plus fréquent de la suppuration (fig. 2 et 3).

Le *micrococcus pyogenes albus* ou *staphylo-*

coccus *pyogenes*, difficile à distinguer du précédent.

Le *micrococcus pyogenes citreus*.

Ces trois *micrococci* sont très fréquents dans le pus et sont considérés à juste titre comme les véritables agents de la suppuration.

Introduits dans la circulation par voie sanguine ou lymphatique, ils produisent la *pyohémie* ou *septicémie*.

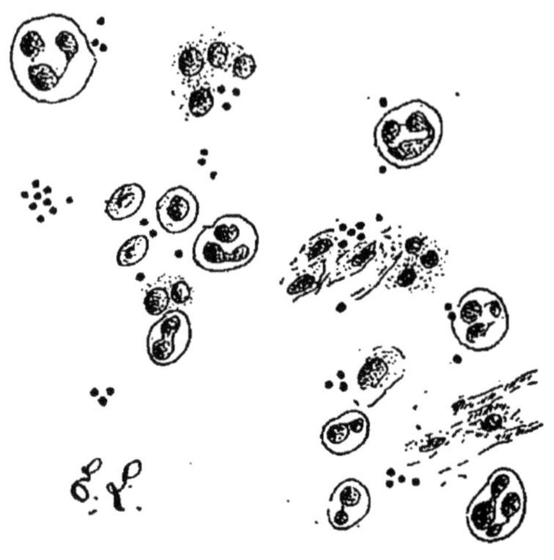

Fig. 3. — *Micrococcus pyogenes aureus*, pus de panaris.

Je citerai ensuite : les *micrococcus cereus*, *albus*,

flavus, qui n'occasionnent pas par eux-mêmes la suppuration, mais qui accompagnent souvent les précédents.

Et enfin le *micrococcus pyogenes* ou *streptococcus pyogenes*, trouvé dans la septicémie puerpérale, et qui est presque toujours la cause de l'infection purulente chirurgicale (fig. 4).

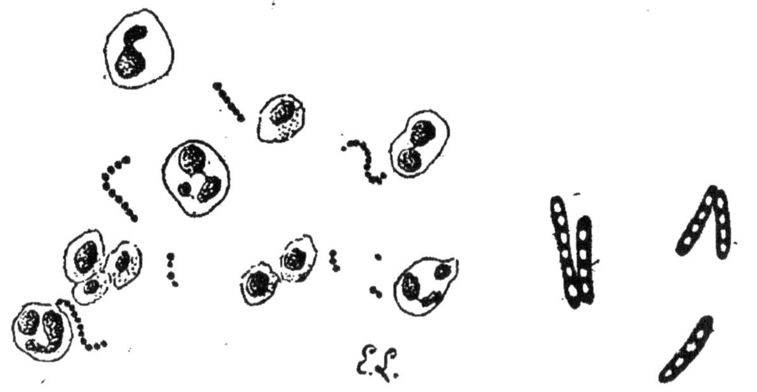

Fig. 4. — *Micrococcus pyogenes* ou *streptococcus pyogenes*.

Fig. 5. — Bacilles.

2° Les *bâtonnets*, que l'on a désignés sous le nom de *bacilles*, quand ils sont peu longs, et de *filaments*, quand ils ont une plus grande longueur (fig. 5).

Ces bâtonnets peuvent être droits ou courbés :

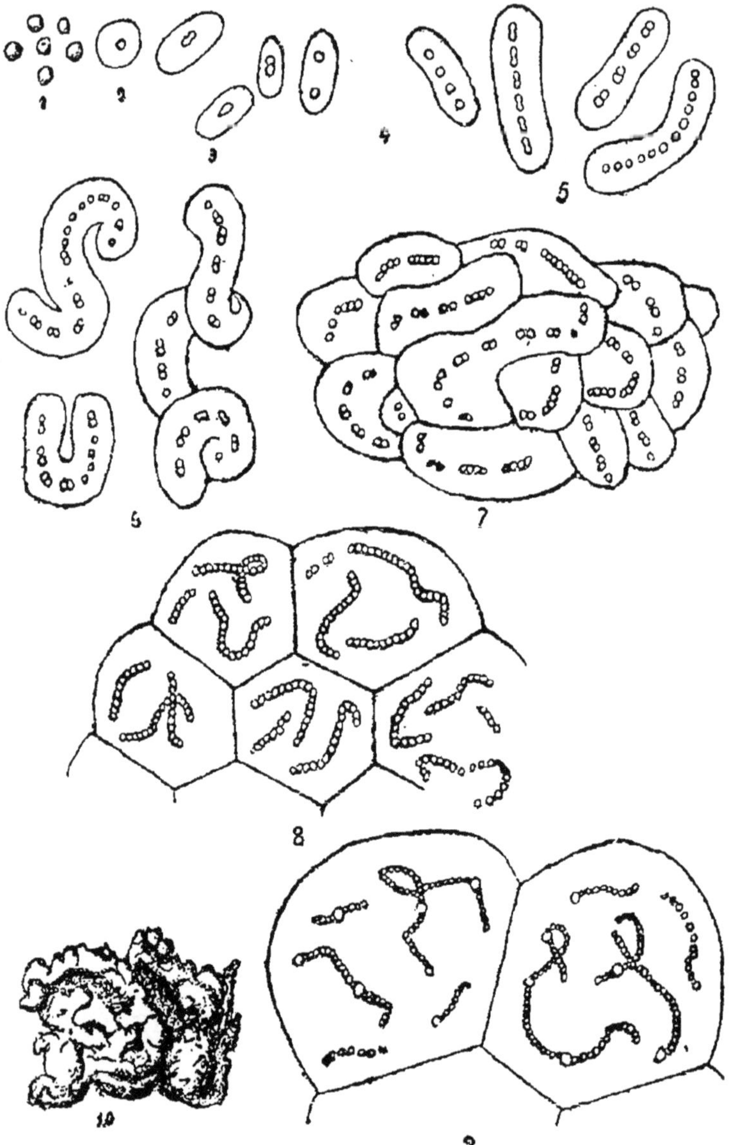

Fig. 6. — *Leuconostoc mesenterioides :* 1 à 9. Détails de la zooglée ; 10. Aspect d'une zooglée (grandeur naturelle) (d'après Van Tieghem).

ils ont des spores endogènes : cette classe comprend aussi les *proteus*.

On appelle *zooglées* des groupes de microbes globuleux ou filiformes rapprochés par une solution unissante amorphe (fig. 6).

De nombreuses classifications des agents virulents ont été établies par les auteurs qui se sont occupés de cette question (1) ; je n'ai voulu ici que donner l'explication des noms généralement employés pour ceux des lecteurs peu familiarisés avec la bactériologie.

(1) Voyez Macé, *Traité de Bactériologie*, 2e édit., Paris, 1892.

CHAPITRE II

L'infection urinaire

On comprend sous le nom d'*infection urinaire* les accidents infectieux locaux ou généraux, d'origine microbienne, présentés par les malades atteints d'affections des voies urinaires. Ces accidents infectieux englobent les lésions et les troubles fonctionnels qui relèvent directement ou indirectement de l'action des microbes ; par conséquent, aussi bien la suppuration simple que l'infection générale.

L'historique et l'étude complète de l'infection urinaire ne peuvent entrer dans le cadre de ce travail : mais il m'a paru très important d'esquisser à grands traits l'état actuel de la science sur cette question si grave de la pathologie, que les travaux de M. Pasteur ont sorti de l'obscurité et de l'inconnu, d'établir ce que les expériences, les études de laboratoire, la clinique doivent nous faire regarder comme des vérités acquises et démontrées, vérités que tous les praticiens doivent maintenant connaître, en un mot de chercher à faire comprendre l'utilité incontestable et nécessaire de l'asepsie et de l'antisepsie dans la pratique de la chirurgie des voies urinaires par les connaissances acquises sur les causes de l'infection urinaire et sa pathogénie.

ARTICLE PREMIER. — CAUSE PATHOGÈNE DE LA SUPPURATION URINAIRE

Quelle est la vraie cause pathogène qui développe les suppurations urinaires ? A quelles causes sont dues cette fièvre urineuse, ces accidents généraux fébriles qui atteignent les urinaires? Ces questions, tout en étant encore à l'étude, tout en étant encore controversées et pleines d'obscurités et de lacunes, n'en sont pas moins déjà assez résolues pour permettre une thérapeutique sérieuse et appropriée.

Jusqu'en 1880, quatre théorics principales des accidents urineux généraux se dégagent des nombreux travaux publiés sur l'infection urinaire :

1° Chassaignac admet que les accidents généraux urinaires sont la conséquence d'une phlébite du tissu spongieux péri-uréthral et des plexus veineux uréthro-prostatiques.

2° Pour d'autres chirurgiens, la cause doit résider dans le shock nerveux, occasionné par la douleur de l'opération.

3° Cette théorie incrimine surtout les lésions des reins.

4° Enfin, en 1840, Velpeau formule la théorie capitale de l'empoisonnement urineux.

M. Hallé a résumé l'appréciation de ces quatre théories dans ces lignes : « Le shock, s'il existe, n'explique que des accidents exceptionnels, tout différents des vrais accidents urineux ; la phlébite péri-prostatique, lésion bien réelle, mais rare, cause une vraie infection purulente, mais non l'infection urinaire légitime ; l'absorption de principes pathogènes contenus dans l'urine altérée est la cause des accidents urineux; les lésions rénales les favorisent, les compliquent, les suivent, sans pouvoir les expliquer seules. »

En 1882, M. Duclaux, élève de M. Pasteur, développait les idées de son maître (1) : c'est la période de l'*ammoniurie.*

« M. Pasteur, dit-il, a signalé le premier, dans l'urine devenue alcaline, la présence d'une torulacée dont M. Van Tieghem a depuis étudié les propriétés. Cette torulacée se présente sous forme de petits globules sphériques, en chapelets ; elle secrète une diastase qui transforme l'urée en carbonate d'ammoniaque ; ce carbonate d'ammoniaque produit irrite la muqueuse, et, de là, viennent les dépôts sanguins, muqueux et purulents. »

(1) Duclaux, *Ferments et maladies.*

La conclusion était facile : du moment que cette torulacée est la cause de l'infection, il faut :

1° L'empêcher d'entrer dans la vessie, par conséquent stériliser les instruments.

2° La détruire par un acide qui arrête son évolution.

M. Pasteur conseilla à M. le professeur Guyon l'acide borique, qui joue depuis un si grand rôle dans le traitement des maladies des voies urinaires.

Mais cette théorie ne satisfaisait pas : comment expliquer par l'ammoniurie les cas où l'infection urinaire se produisait avec des urines acides. Alors les recherches continuèrent et aboutirent à ce résultat : de toutes les théories émises sur l'infection urinaire, celle qui est actuellement considérée comme la plus certaine, et, pour ainsi dire, au-dessus de toute discussion, attribue le principal rôle étiologique de cette affection à des microbes pathogènes.

Ces microbes existent en grand nombre, et il est probable qu'on en découvrira encore d'autres espèces; ils sont plus ou moins virulents; on les rencontre d'une manière plus ou moins constante dans l'urine; enfin, leur virulence est fonction de l'état des organes envahis, de la réceptivité de ces mêmes organes, du degré de culture de ces mêmes microbes, de la constitution du sujet contaminé.

Cette action suppurative et infectieuse tient d'eux ou des toxines qu'ils produisent.

Parmi ces microbes, les uns sont pyogènes, les autres au contraire non pyogènes; les uns sont ammoniogènes, les autres au contraire n'ont aucune action sur l'acidité de l'urine. En d'autres termes, des microbes peuvent transformer les urines en urines ammoniacales, étant ferments de l'urée, mais ne pas produire de pus : des microbes peuvent engendrer du pus et infecter l'économie, les urines restant acides, en ajoutant comme corollaire que les urines ammoniacales favorisent l'action pyogène des microbes non ammoniogènes.

L'action de ces microbes est-elle spontanée?

Pas dans les cas ordinaires : pour que cette virulence se développe et produise son effet, il est souvent, pour ne pas dire presque toujours nécessaire, qu'une cause adjuvante prépare un terrain propice à la pullulation du microbe : le traumatisme, la distension et l'irritation de la vessie, les tumeurs, la rétention d'urine chronique, la stagnation, sont autant d'agents actifs qui viennent favoriser le développement des microbes, leur virulence et leur action pathogène.

Cette infection des organes urinaires est *ascendante* ou *descendante*.

L'*infection ascendante* est spontanée ou d'origine externe. La forme spontanée, rare chez l'homme, est assez fréquente chez la femme ; la présence du vagin et la brièveté du canal de l'urèthre l'expliquent facilement. La forme d'origine externe est la plus commune : elle prend sa source dans l'introduction d'instruments par l'urèthre, soit que ces instruments sont contaminés par l'air extérieur, cas ordinaire, soit qu'ils poussent dans la vessie les germes pathogènes contenus à l'état normal dans l'urèthre, cas très rare.

L'*infection descendante*, ou d'origine interne, est due à la voie circulatoire : le sang charrie des microbes engendrés par des maladies infectieuses générales ou des microbes des voies urinaires, par suite d'une lésion de ces mêmes voies, lésion qui a permis l'introduction dans le sang des microbes ou de leurs toxines. L'anatomie pathologique a démontré ces deux marches de l'infection et a même fait reconnaître leur présence simultanée chez le même malade.

Un premier point parait donc dorénavant bien acquis à la science : les accidents infectieux urinaires sont dus à des microbes qui pénètrent dans les voies urinaires, le plus généralement à la suite d'un cathétérisme pratiqué en dehors des règles de l'asepsie et de l'antisepsie : les autres causes de marche descendante et celle de marche ascendante sont plus rares.

ARTICLE II. — ROLE DES MICROBES PARVENUS DANS LA VESSIE

Examinons maintenant le rôle de ces microbes une fois qu'ils sont parvenus dans la vessie :

1° Ils peuvent être inoffensifs : des microbes pathogènes introduits dans la vessie de chiens jeunes n'ont produit aucun désordre, n'ayant séjourné que peu de temps dans le réservoir urinaire. Cette expérience démontre qu'une vessie normale, se vidant entièrement et régulièrement a peu de chances d'être infectée.

2° Ces microbes peuvent être simplement ammoniogènes et alors leur action se traduira par la transformation ammoniacale des urines.

3° Ces microbes peuvent être simplement pyogènes et alors leur action se traduira par la purulence des urines sans transformation ammoniacale.

4° Ces microbes peuvent produire des accidents infectieux par leur généralisation dans les voies urinaires, les microbes ammoniogènes favorisant la pullulation des microbes pyogènes.

En outre, M. Guyon a observé des gangrènes microbiennes d'origine urinaire, ce qui lui a permis d'établir, avec M. Albarran, en outre des données connues en bactériologie :

1° Que par l'association à un autre microbe, on peut rendre la virulence à un micro-organisme atténué;

2° Qu'un chromogène simple peut exalter la virulence d'un autre microbe.

Il faut ajouter deux autres faits :

1° Un chromogène, le *fluorescens*, peut acquérir des propriétés pathogènes en vivant dans un milieu septique ;

2° Un bacille à virulence déterminée, la bactérie pyogène urinaire, peut, dans les mêmes conditions, acquérir une propriété pathogène particulière, la faculté de produire la gangrène.

Les cas où des malades sains ont été infectés sans qu'aucun sondage n'ait été pratiqué sur eux, les observations assez fréquentes où l'introduction répétée d'instruments non stérilisés n'amènent pas d'accident infectieux, ne peuvent être expliqués que, les premiers, par des lacunes dans nos connaissances actuelles; les seconds, par une immunité constitutionnelle ou par une véritable vaccination due à la chronicité de la maladie.

Parmi ces nombreux microbes, les uns se présentent fréquemment à l'examen bactériologique, les autres sont plus rares.

Quels sont, parmi eux, les agents habituels de la suppuration urinaire, quels sont les agents de l'infection générale? Souvent, le même microbe produit les deux.

Comme microbes principaux de la suppuration urinaire, il faut citer :

1° Les microcoques habituels de la suppuration, *staphylococcus aureus*, *albus*, *citreus* (Bum, Albarran, Doyen, Morelle).

2° Le streptocoque pyogène (Albarran).

3° L'*urobacillus liquefaciens septicus* (Ali Krogius).

4° Quatre espèces nouvelles de microcoques (Rowsing).

5° Les *protei* de Hauser.

6° Une bactérie, successivement étudiée par Clado sous le nom de *bactérie septique de la vessie,* par Albarran et Hallé, sous le nom de *bactérie pyogène* et que des travaux récents (Achard et Renaut) ne différencient pas du *bacterium coli commune* d'Escherich (ce qui ferait admettre alors que la bactérie pyogène entre dans une espèce bactériologique dont l'action pathogène est générale).

Ces microbes pyogènes, tout en produisant la suppuration urinaire peuvent aussi être les agents de l'infection générale : mais les microbes suivants sont surtout les agents habituels de cette infection.

1° La bactérie pyogène (Clado, Albarran, Hallé, Achard et Renaut).

2° L'*urobacillus liquefaciens septicus* (Ali Krogius) qui se rencontre surtout dans les cas graves.

3° Le *streptococcus ureæ* pyogène
4° Le *cocco-bacillus* pyogène } Rowsing.
5° Le *micrococcus* pyogène

Comme le dit M. le Dr Hallé, pour tous ces microbes, la preuve expérimentale est faite : ils peuvent gagner le rein par la voie urétérale ou la voie vasculaire, se répandre dans tout l'organisme. Pourtant, la constatation anatomo-pathologique dans l'infection urinaire humaine n'a été encore établie que pour les microcoques de la suppuration et la bactérie pyogène.

J'y ajouterai, d'après le récent travail de M. Ali Krogius, l'*urobacillus liquefaciens septicus* que l'auteur regarde comme identique au *proteus vulgaris* décrit par Hauser.

Ces derniers microbes se rencontrent dans les urines acides aussi bien que dans les urines ammoniacales ; dans le premier cas, il existe une culture pure d'une seule et même espèce de microbes.

L'existence, l'évolution, la marche, l'action des microbes pathogènes étant bien établies, il reste encore un point à élucider.

Nous avons vu que la voie uréthrale est généralement la porte d'entrée de ces microbes, que le cathétérisme est l'agent mécanique de cette introduction : on s'est demandé alors si ces microbes introduits étaient placés sur la sonde non aseptisée, ou s'ils sont refoulés du canal de l'urèthre dans la vessie par l'instrument aseptique ; cette question a une certaine importance: car la stérilisation perd de sa valeur si l'on est sûr de rejeter dans la vessie, par le cathétérisme, des microbes uréthraux. Elle n'est pas encore résolue complètement.

Le canal de l'urèthre contient des microbes pathogènes : ces microbes, ainsi que l'ont démontré MM. Petit et Wassermann, existent encore dans le canal en assez grande quantité après des lavages antiseptiques répétés : donc la théorie peut admettre qu'une sonde aseptique poussant les microbes du canal dans la vessie devient, par ce fait, une cause d'infection.

Mais la pratique nous démontre que les cas d'infection sont devenus extrêmement rares quand l'antisepsie a été rigoureuse. La conclusion est que les chances d'infection seront réduites au minimum en faisant des lavages de l'urèthre avant toute introduction et en aseptisant les instruments.

Nous avons vu qu'une fois le microbe dans la vessie, il pouvait se comporter de quatre manières différentes : mais il y a lieu de se demander comment agit le microbe et quel est le microbe qui est le plus actif? La solution n'est encore bien nette ni pour l'un ni pour l'autre de ces deux problèmes.

Pour certains bactériologistes, le microbe transforme d'abord les urines en urines ammoniacales par la fermentation de l'urée : cette urine ammoniacale alcaline produit par action chimique une légère cystite catarrhale : si le microbe n'est pas pyogène, mais seulement ammoniogène, les choses ne vont pas plus loin : s'il est pyogène, il y a cystite purulente puis, plus tard, infection générale ascendante.

M. le Dr Hallé fait observer avec juste raison que si cette théorie est probable, il n'en reste pas moins des cas où la vessie suppure sous l'influence d'un microbe pyogène, l'urine restant acide.

Dans un récent travail, M. Müller (1) a contrôlé la théorie de Rowsing sur l'étiologie des cystites et est arrivé à la conclusion que la fermentation ammoniacale de l'urine ne joue aucun rôle dans l'étiologie de la cystite.

D'après Rowsing, la cystite est provoquée par l'intermédiaire des bactéries donnant lieu à la décomposition ammoniacale de l'urine. M. Müller montre tout d'abord que l'ammoniaque se trouve déjà en quantité appréciable dans l'urine des

(1) Müller, *Virchow's Archiv*.

individus bien portants, ensuite que si l'on conserve à l'étuve, avec les mêmes précautions et dans les mêmes conditions, de l'urine normale dont une partie a été ensemencée avec de l'urine de cystite, et l'autre telle quelle, on trouve moins d'ammoniaque dans l'urine ensemencée que dans l'urine conservée telle quelle. L'ammoniaque ne se volatilise pas, comme l'auteur a pu s'en convaincre par des expériences directes, mais est probablement décomposé par les bactéries.

L'auteur conclut de ces expériences que les bactéries pathogènes, celles qui provoquent des cystites, ne provoquent pas de fermentation ammoniacale de l'urine et que les modifications de la muqueuse vésicale dépendent de causes que nous ne connaissons pas encore, mais qui ne sont pas la présence de l'ammoniaque dans l'urine.

Il est évident que chaque microbe produira l'action qui lui est particulière : il existe des urines ammoniacales sans infection générale; il existe des urines acides purulentes et infectieuses : mais c'est alors qu'il faut faire intervenir, pour réunir ces deux actions, les *causes adjuvantes*.

M. le professeur Guyon, après avoir rapporté l'observation d'une malade atteinte d'urine purulente, qui contenait la bactérie pyogène, sans trace de cystite, ajoute que cette observation très intéressante confirme ce fait que, pour qu'il y ait cystite, il faut l'intervention d'un microbe, mais que la présence seule de ce dernier n'est pas suffisante pour produire la cystite : il est nécessaire alors qu'il y ait une modification de la muqueuse permettant aux organes pathogènes de s'y fixer et de pulluler : il doit y avoir un état morbide approprié pour les recevoir.

Ces conditions adjuvantes sont d'ordre physiologique et pathologique : elles peuvent être ramenées à trois : rétention, congestion, traumatisme. Le traumatisme est la moins importante ; les opérations graves sur la vessie en sont la preuve. Le rôle de la congestion est au contraire très considérable dans la pathologie de la cystite : en effet, elle modifie toute l'épaisseur de la paroi, rend perméables les moindres vaisseaux et aboutit à des modifications sérieuses de l'état anatomique de la vessie.

La plus importante des causes est la rétention. La vessie trouve donc la meilleure défense de son intégrité dans une évacuation régulière totale et suffisamment renouvelée. Ce rôle de la rétention est en même temps complexe : ainsi, il peut être subdivisé en : 1° stagnation de l'urine; 2° congestion totale et énorme jusqu'à l'hémorrhagie parenchymateuse et cavitaire ; 3° chute de l'épithélium ; 4° parésie vésicale qui est la conséquence physiologique de la distension de la vessie.

Bien qu'il ne soit pas dans mon esprit de m'occuper de pathologie dans ce travail, il me paraît utile cependant de m'arrêter, un instant, sur la rétention d'urine.

Avec ou sans les causes ordinaires de la rétention d'urine, on trouve deux états différents de la vessie; tantôt la vessie se contracte avec énergie et si son contenu n'est pas expulsé, cela tient à ce que l'obstacle est trop résistant, et que malgré son énergie de contraction, la vessie ne peut le surmonter : on est en présence de la rétention d'urine proprement dite : dans la véritable acception du mot *l'urine est retenue :* c'est dans ce cas que l'asepsie et l'antisepsie sont moins utiles ou du moins l'inobservance moins coupable.

D'autres fois, la vessie a perdu son pouvoir expulsif : elle ne se contracte que faiblement; il y a presque toujours un obstacle : mais il est probable que si la vessie se contractait, cet obstacle serait facilement surmonté. Ici l'urine séjourne dans la vessie parce qu'elle n'est pas chassée avec une énergie suffisante : cet état a besoin d'être distingué du précédent et a reçu le nom de stagnation d'urine. Dans ce cas, l'asepsie et l'antisepsie sont d'une application la plus rigoureuse.

Dans la stagnation, il y a atonie de la vessie :

il y a, au contraire, le plus souvent surcontractilité de la vessie dans la rétention; d'ailleurs, la rétention peut se changer en stagnation, quand la vessie, fatiguée de se contracter, perd son énergie et ne lutte plus.

Quand la rétention d'urine a duré longtemps, la tunique charnue de la vessie est toujours hypertrophiée et la capacité de la vessie est diminuée. Dans la stagnation d'urine, quand elle est primitive, la vessie est très peu épaissie : quelquefois, mais rarement, elle est amincie ; non seulement sa capacité n'est pas diminuée, mais elle est souvent augmentée.

Quand la stagnation succède à la rétention, la vessie peut être hypertrophiée et sa capacité diminuée : les choses restent alors dans le même état quand la stagnation arrive.

Il ne faut donc pas confondre la rétention avec la stagnation, et cette dernière avec la paralysie vésicale. Dans la rétention, la contractilité vésicale existe. Dans la stagnation, la contractilité vésicale est simplement diminuée et on voit souvent des injections la réveiller d'une façon quelquefois violente. Dans la paralysie, elle est abolie. La rétention d'urine et la stagnation peuvent être complètes ou incomplètes. Toutes ces considérations sont très importantes pour l'application rigoureuse des procédés antiseptiques.

L'irritation et l'infection restent longtemps limitées à la vessie, et dans ces conditions longtemps localisées sans infection générale; ce n'est que lors de l'inflammation des reins par marche ascendante urétérale que l'économie est intoxiquée et que les symptômes graves et même mortels font leur apparition.

Il était indispensable que ces notions fussent exposées, de manière à bien démontrer comment, dans certains cas déterminés, un simple sondage non aseptique, peut infecter l'appareil urinaire et comment on forme ainsi un foyer local redoutable, pouvant engendrer des accidents généraux graves, la fièvre urineuse et la cachexie urinaire. Ces notions établissent en outre que la stagnation de l'urine dans la vessie étant un facteur important à éliminer, il est nécessaire de vider la vessie à intervalles normaux et enfin que le praticien doit concentrer tous ses efforts vers le but d'empêcher la propagation de l'infection aux voies urinaires supérieures.

M. le Dr Legueu vient de démontrer (1) combien la sonde à demeure était un antiseptique puissant, rien que par la faculté qu'elle donne de vider la vessie à chaque moment.

En ce qui concerne la question de savoir quel est le microbe qui produit le plus fréquemment l'infection, elle n'est pas résolue : pour quelques auteurs, ce sont surtout des microccoques ; d'autres donnent la place la plus importante à des bactéries.

En résumé, la chirurgie des voies urinaires, vis-à-vis de l'infection urinaire, demande trois garanties indispensables :

(1) Legueu, *Annales des maladies des organes génito-urinaires*, janvier 1893.

1° Asepsie et antisepsie rigoureuses;

2° Évacuation de l'urine;

3° L'infection étant établie, sa limitation aux voies inférieures.

C'est de la première question que je m'occuperai dans ce travail, les deux autres étant traitées dans les ouvrages classiques(1).

(1) Delefosse, *Pratique de la chirurgie des voies urinaires*, 2e édition, Paris, 1887. — Guyon, *Leçons cliniques sur les maladies des voies urinaires*, 2e édition. Paris, 1885, et *Leçons cliniques sur les affections chirurgicales de la vessie et de la prostate*. Paris, 1888.

CHAPITRE III

Les recherches bactériologiques

L'urine prise dans la vessie ou les reins d'un homme en excellent état de santé est aseptique ; celle de la miction, dans les mêmes conditions, peut contenir des bactéries de l'urèthre entraînées lors du passage du liquide à travers le canal.

Lorsque l'urine de la miction est reposée et qu'elle donne même une réaction acide, il est facile d'y constater la présence de formes végétales qui sont le plus souvent des vibrions et des bactéries.

Ces formes se multiplient d'autant plus rapidement que le liquide devient alcalin : il en résulte qu'une urine qui a déjà subi la transformation alcaline dans la vessie, par suite d'un état pathologique des voïes urinaires, contient, dès son émission, des bactéries et des vibrions.

Je me suis occupé, dans un autre ouvrage, de la recherche détaillée des bactéries dans l'urine(1); j'y renvoie le lecteur.

Dans le travail actuel, je m'occuperai de la manière de reconnaître la bactérie pyogène d'Albarran et Hallé, suivant le procédé décrit par ces éminents bactériologistes.

Cet examen servira de type pour ceux de même nature.

ARTICLE PREMIER. — TECHNIQUE BACTÉRIOLOGIQUE

Les bactériologistes sont obligés de posséder un laboratoire complet : les cultures en tube, sur pommes de terre, etc., par exemple, ne

(1) Delefosse, *La Pratique de l'analyse des urines et de la bactériologie urinaire*. 5e édition, J.-B. Baillière, 1893.

sont possibles qu'avec un outillage spécial (1). Les médecins s'en feront une idée en visitant le magnifique laboratoire d'histologie de la clinique de Necker, dû à la générosité de M. le professeur Guyon.

Mais si les recherches bactériologiques exigent un outillage perfectionné et un local spécial, quand elles doivent être poussées très loin, la méthode est à la portée de tous les praticiens lorsqu'on ne veut utiliser que les recherches microscopiques, qui, d'ailleurs, sont largement suffisantes pour la pratique médicale.

La technique de l'opération est très simple :

1° Mettre une goutte d'urine, prise avec une pipette stérilisée au fond d'un vase conique, sur une lamelle porte-objet, bien l'étendre avec une autre lamelle mince, puis séparer les lamelles;

2° Faire sécher soit à l'air libre, soit en passant la lamelle deux ou trois fois à travers la flamme d'une lampe à alcool ;

(1) Macé, *Traité de bactériologie*. 2e édition, Paris, 1892.

3° Colorer la préparation ;

4° La décolorer par l'alcool absolu ;

5° S'il est nécessaire, double coloration ;

6° Séchage par immersion dans l'alcool absolu ;

7° Montage dans le baume.

Les manipulations 1, 2, 3, 6, 7, sont souvent les seules nécessaires.

La technique opératoire est basée sur les principes suivants : les micro-organismes, pour la plupart, ont une affinité très grande pour les couleurs d'aniline, surtout les couleurs basiques; d'où il résulte que, dans une préparation traitée par une couleur d'aniline, tout ce qui est microbe est fortement teinté : les éléments organiques ne sont pas ou sont très peu colorés, sauf les noyaux des cellules qui, tout en ayant aussi une prédilection pour les couleurs d'aniline, l'ont moins forte que les microbes, d'où coloration dans un ton beaucoup plus clair. Mais, pour être sûr que ce que l'on voit est bien des microbes, on décolore la plaque ? c'est-à-dire qu'on fait agir un liquide qui laisse les microbes seuls colorés.

Dans certaines circonstances, pour bien fixer la couleur d'aniline sur le microbe, on ajoute ce que les teinturiers appellent *un mordant*. On peut aussi recolorer la préparation pour donner au fond une teinte autre que celle des microbes. Le séchage et le montage de la préparation servent pour la conservation de cette dernière.

Les agents chimiques absolument indispensables sont donc :

1° Des couleurs d'aniline,

2° Un décolorant,

3° Un mordant.

Si l'on veut préparer soi-même les couleurs d'aniline, le procédé est très simple : cinq couleurs principales sont suffisantes et 5 à 10 grammes de chaque, en poudre.

Violet de gentiane (marque B. R.)

Violet de méthyle (violet 5 B.)

Rouge dit Magenta ou rubine.

Jaune chrysoïdine.

Bleu de méthyle (bleu de gendarme).

Ces couleurs sont toutes préparées dans le commerce ou dans des solutions connues (Löffler, Koch, Fraenkel, Ehrlich).

Si l'on veut les composer soi-même, on prépare à l'avance une solution alcoolique saturée de chaque couleur : on en met quelques gouttes dans un verre de montre plein d'eau et on a le liquide colorant nécessaire : cette solution est renouvelée tous les deux mois : les poudres, bien à l'abri de la lumière, n'ont besoin d'être renouvelées que tous les ans.

La solution décolorante s'obtient en mettant un quart d'acide sulfurique dans trois quarts d'eau. Gram a préconisé l'iode.

Le mordant se prépare en dissolvant 1 gramme de carbonate d'ammoniaque dans 100 grammes d'eau.

La recoloration se fait à l'aide d'un nouveau bain d'aniline.

ARTICLE II. — RECHERCHE DE LA BACTÉRIE PYOGÈNE

Voici comment MM. Albarran et Hallé décrivent le procédé de la recherche de la bactérie pyogène.

Une goutte de liquide, prise dans les conditions indiquées plus haut, est désséchée à l'air libre sur une lamelle : on passe ensuite légèrement dans la flamme et la lamelle est plongée pendant une ou deux minutes dans le bain colorant (une couleur d'aniline dissoute dans l'alcool); ensuite, la lamelle est lavée dans de l'eau distillée et, une fois bien séchée, on ajoute une goutte d'essence de Canada. Dans cette préparation, la bactérie pyogène a la forme d'un bâtonnet à bouts arrondis, large de 2 μ, longue de 4 à 6 μ : parfois la longueur est beaucoup plus considérable, la largeur restant la même.

En résumé, la plupart des micro-organismes ne demandent, pour être reconnus, que le procédé de la simple coloration.

Deux ou trois gouttes d'une solution alcoolique saturée de violet ou de rouge, plus rarement de bleu dans un verre de montre : y laisser quatre à cinq minutes la lamelle dûment induite, laver, sécher et monter dans le baume : telle est toute la préparation.

Une fois la préparation terminée, il faut l'examiner au microscope. Il n'est pas besoin, pour la pratique, de microscope compliqué à objectif perfectionné. Le microscope ordinaire de bonne fabrication est suffisant : un objectif sec remplit parfaitement les conditions voulues : on prend un oculaire n° 2 ou 3 et un objectif Nachet n° 7 : ce qui est cependant nécessaire, c'est un éclairage intense : on doit donc ajouter au microscope un condensateur d'Abbe à grande ouverture.

En ce qui concerne le choix du microscope, il faut toujours s'adresser à une maison bien connue, construisant spécialement ces appareils : il ne faut jamais acheter les microscopes de pacotille que vendent les opticiens détaillants et qui coûteront au moins aussi cher sans avoir de beaucoup la même valeur.

Si l'on ne dispose que d'une somme faible (120 à 150 francs), on achète un bon statif petit modèle avec un ou deux objectifs et autant d'oculaires : on pourra toujours, plus tard, acheter, en s'adressant au même constructeur, des lentilles plus puissantes et même un statif plus fort, pourvu, par exemple, d'un condensateur et auquel s'appliqueront les lentilles acquises au début.

Actuellement pour 200 francs, on peut se procurer un excellent microscope suffisant aux recherches bactériologiques microscopiques courantes.

CHAPITRE IV

L'asepsie et l'antisepsie dans les maladies des voies urinaires

ARTICLE PREMIER. — CONSIDÉRATIONS GÉNÉRALES

Avant d'aborder l'application de l'asepsie et de l'antisepsie dans la chirurgie des voies urinaires, il me paraît nécessaire de définir d'une manière aussi claire que possible les termes d'*asepsie* et d'*antisepsie*, vu la divergence d'opinions sur leur définition.

Je ne crois pas mieux faire pour cela que d'emprunter le passage suivant à M. le Dr Barette (1) :

« L'ensemble des procédés chirurgicaux, et ici

(1) Barette, *Traité pratique d'antisepsie*, 1888.

nous prenons l'acception la plus large, qui ont pour but de *prévenir*, *d'empêcher ou de détruire la fermentation septique et ses causes*, constitue la grande méthode antiseptique. Le but poursuivi est de préserver la plaie, la lésion chirurgicale, de toute substance infectante ou septique, de la rendre en un mot aseptique. En un mot, *l'asepsie des plaies est le but poursuivi au moyen de l'antisepsie.*

« Ce but peut être atteint par deux voies différentes :

« 1° Ou bien on s'opposera à ce que les organismes septiques, les microbes pathogènes puissent arriver au contact des plaies : tout au moins on les empêchera d'y séjourner et d'y exercer par leur développement une action nocive : c'est la méthode d'antisepsie physique ou méthode aseptique;

« 2° Ou bien on pourra se proposer, par un autre ordre de moyens, de neutraliser les effets de la présence des organismes infectieux dans les lésions chirurgicales, de les détruire, de s'opposer à leur pullulation : c'est alors la méthode d'antisepsie chimique. »

Il y a quelques années, sous l'impulsion des théories de M. le professeur Lister, le traitement antiseptique fut rigoureusement appliqué, c'était la véritable antisepsie chimique : chaque chirurgien avait son antiseptique de prédilection. Cependant, des accidents dus à la toxicité des solutions antiseptiques se produisirent : ces accidents déterminèrent plusieurs praticiens à transformer le *modus faciendi* de la méthode antiseptique : ces derniers s'efforcèrent d'opérer aseptiquement et non antiseptiquement.

Mais l'asepsie est insuffisante, en général, toutes les fois que l'on opère sur une région ou sur un organe infecté, comme c'est malheureusement fréquent dans la chirurgie urinaire. En pareilles circonstances, l'antisepsie rend certains services, et il serait imprudent, en ce qui concerne spécialement les opérations sur les voies urinaires de n'appliquer, de propos délibéré, que l'asepsie simple. L'on peut même ajouter que l'antisepsie n'est pas toujours suffisante pour éviter complètement toute chance d'intoxication pendant l'opération.

La chirurgie des voies urinaires exige donc un éclectisme raisonné dans le choix des deux méthodes, éclectisme que M. le professeur Terrier a parfaitement dénommé en lui donnant le nom de *pratique mixte*.

Un exemple, pris au hasard, rendra cette pratique très compréhensible.

Un calculeux, atteint de cystite purulente, est jugé tributaire de la taille hypogastrique : le premier temps de l'opération (ouverture de l'abdomen jusqu'à la vessie) pourra être fait avec la simple asepsie ; mais, quand on arrivera au deuxième temps (ouverture de la vessie) on ouvrira un foyer septique ; il aura été alors indispensable de nettoyer ce foyer avec un antiseptique, c'est-à-dire de faire de l'antisepsie, de manière à détruire, autant que possible, les microbes et les spores dont la pullulation serait un danger d'intoxication pour l'opéré.

Si le calculeux a, au contraire, une vessie saine, une urine normale, l'opération peut être conduite avec la seule asepsie rigoureuse.

Les opérations pratiquées sur les organes urinaires rentrent les unes dans la chirurgie générale, les autres dans un groupe justiciable d'une chirurgie spéciale : il en résulte qu'en traitant de l'asepsie et de l'antisepsie des voies urinaires, il est nécessaire d'aborder, aussi succinctement que possible, le *modus faciendi* adopté pour les opérations en général avant de s'occuper de ce qui est spécial à ces organes.

Je commencerai donc par l'étude rapide des procédés aseptiques et antiseptiques employés dans la généralité des cas chirurgicaux, procédés décrits actuellement dans tous les traités de chirurgie : puis j'aborderai, en détail, l'asepsie et l'antisepsie qu'il est indispensable de pratiquer quand on opère sur les voies urinaires : asepsie et antisepsie, complètement spéciales aussi bien pour les instruments que pour les organes eux-mêmes, puisque les produits septiques de ces derniers peuvent être modifiés par un traitement interne.

Nous avons vu que l'antisepsie peut être *physique* ou *chimique*, qu'elle peut être *interne* ou *externe :* d'où autant de chapitres que de dénominations particulières. Il y a donc lieu d'établir les divisions suivantes :

A. — *Antisepsie physique ou asepsie.*

α. Asepsie externe.

β. Asepsie interne.

B. — *Antisepsie chimique ou antisepsie ordinaire.*

α. Antisepsie externe.

β. Antisepsie interne.

ARTICLE II. — ANTISEPSIE PHYSIQUE OU ASEPSIE

α. Asepsie externe

L'antisepsie physique externe ou asepsie externe comprend toutes les manipulations relatives à la stérilisation de la salle d'opération, du chirurgien, des aides, du malade, des instruments, des objets de suture et de pansement.

En ce qui concerne la chirurgie des voies urinaires, cette asepsie doit être divisée en deux classes spéciales.

Dans la première, il suffira de rappeler à grands traits l'asepsie employée pour les opérations chirurgicales en général.

Dans la deuxième, des instruments spéciaux comme matière de fabrication étant utilisés, une stérilisation particulière doit leur être appliquée et c'est de celle là que nous nous occuperons.

§ 1er. — *Antisepsie physique générale externe ou asepsie générale externe*

L'antisepsie physique générale externe ou asepsie générale externe englobe tous les procédés qui empêchent l'infection de la plaie, en détruisant, avant l'opération, les germes et les spores qui pourraient y être apportés.

Elle comprend : la désinfection de la salle d'opération, des mains du chirurgien, des aides, du malade, des instruments métalliques, des drains, des fils de suture, des objets de pansement, des liquides employés, et enfin la conservation aseptique des instruments métalliques et des objets de pansement.

Ce sujet est traité dans les livres classiques avec de grands développements (1) : je me contenterai donc d'en donner un résumé.

Salle d'opération. — On n'attache plus une aussi grande importance à la désinfection de la salle d'opération qu'au début de la pratique de l'antisepsie ; le spray n'est plus employé : et si, dans les hôpitaux, on tient, avec juste raison, à avoir autant que possible une salle

(1) Voyez Vinay, *Manuel d'asepsie, stérilisation et désinfection par la chaleur*. Paris, 1890. — Bocquillon-Limousin, *Formulaire de l'antisepsie et de la désinfection*. Paris, 1893.

établie dans des conditions spéciales, comme celle, par exemple, dont M. le professeur Poncet, de Lyon, a donné une description très étendue (1) ou celle que M. le Dr Chauvel (2) a représentée (fig. 7, p. 66), il n'en est pas moins démontré que les locaux réputés fort insalubres antérieurement peuvent être aménagés à peu de frais comme salles d'opération.

En général, il suffira, surtout en ville, de pratiquer la désinfection par le procédé suivant :

La veille de l'opération, les rideaux, tapis, meubles, sont retirés de la chambre où l'on doit opérer : cette chambre est ensuite balayée, aérée, époussetée ; le parquet est lavé avec une solution antiseptique.

Le matin même de l'opération, on fait dans la chambre des pulvérisations avec de l'eau ordinaire, pulvérisations qui entraînent les pous-

(1) Poncet, *Revue de chirurgie.*

(2) Chauvel, *Précis d'opérations de chirurgie.* 3e édition, Paris, 1891.

sières de la pièce. Quelques chirurgiens font aussi tendre les murs de draps de lit blancs.

Table d'opération. — La table d'opération, sauf dans des cas spéciaux dont je parlerai plus

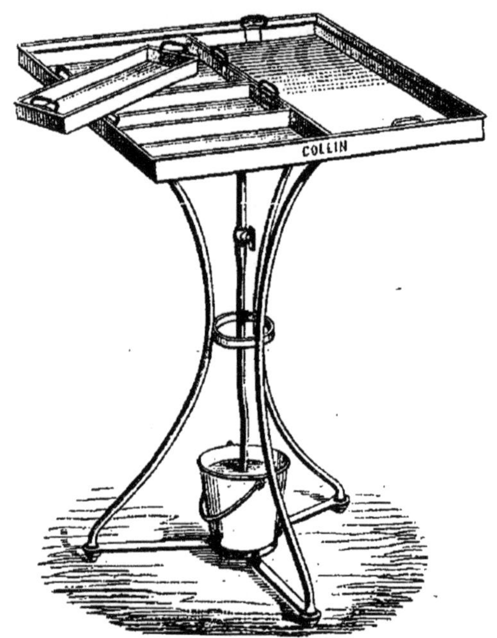

Fig. 8. — Table pour instruments du Dr Lucas Championnière avec plusieurs mobiles pour solutions.

loin, doit être une simple table en bois à pieds très solides : elle est lavée au sublimé et recouverte d'un matelas protégé par une toile cirée, désinfectée, sur laquelle on étend une alèze très propre.

Cette table sera placée devant la fenêtre; il

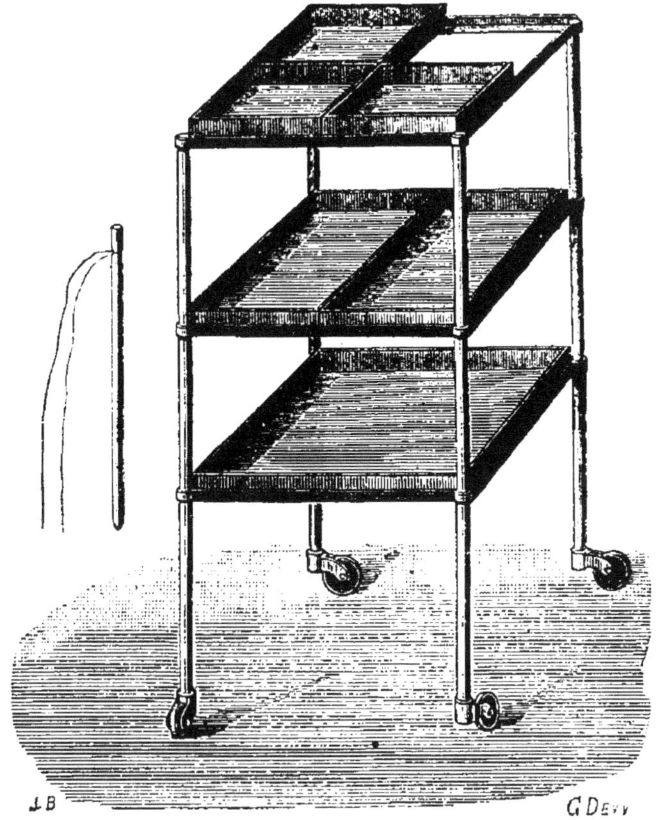

Fig. 9. — Table et étagère pour instruments (Auvard).

sera dès lors utile d'enlever les grands rideaux de cette fenêtre; ceux-ci, comme le dit parfaitement le Dr Berlin, de Nice, involontairement secoués dans le va-et-vient de l'opération, risquent de projeter des poussières sur le champ opératoire et sur les vêtements.

Que le chirurgien préfère avoir ses instruments à sa portée, placés sur une petite table (fig. 8 et 9), ou qu'il se les fasse remettre par un aide spécial, ils ne doivent pas être exposés ni l'un ni l'autre soit à se blesser en rencontrant le tranchant d'un couteau, ou la pointe d'une érigne, soit à chercher inutilement, au milieu des autres, l'outil dont ils ont immédiatement besoin. Il est donc utile de se servir soit de tables spéciales, soit de grandes cuvettes en tôle émaillée.

Asepsie du chirurgien et des aides. — Le chirurgien et ses aides doivent être dans un état aseptique rigoureux en ce qui concerne les bras et les mains.

Pour les vêtements, je me trouve très bien d'employer la blouse blanche de l'épicier, fermée au cou, très longue, et dont les manches ont été coupées au-dessus du coude. Cette blouse, blanchie et aseptisée pour chaque opération, évite le tablier et est largement suffisante.

Des auteurs ont cru devoir formuler pour le chirurgien une antisepsie bien plus rigoureuse, bain la veille, curettage des dents, coupe des cheveux, de la barbe ; l'idéal pour eux serait le costume du père Adam. Il faut laisser ces exagérations de côté, et le procédé indiqué plus haut suffit pour assurer une asepsie rigoureuse.

Ce qui est bien plus important, c'est l'asepsie la plus complète des mains et des bras : aussi les opérateurs se sont-ils donné carrière pour trouver la meilleure méthode d'asepsie. J'en indiquerai seulement quelques-unes qui sont d'une application facile.

D'après le Dr Mugnai de Rome, il faut laver les mains et les avant-bras pendant 3 ou 4 minutes avec la brosse, l'eau tiède et le savon au sublimé, bien nettoyer les ongles : puis les plonger pendant 2 minutes dans une solution phéniquée à 2 0/0. Après ce lavage, les tremper dans une solution de sublimé à 1/10e.

Pendant tout le temps qui précède l'opération, laisser les mains constamment baignées dans la solution désinfectante.

Voici comment on opère la désinfection des mains, à l'hôpital municipal de Berlin, service du Dr Körte.

Chaque lavabo comprend :

1° Une cuvette où se déverse de l'eau chaude ou de l'eau froide ;

2° Une cuvette pleine d'alcool ;

3° Une cuvette pleine de solution au sublimé.

Au-dessus de ces cuvettes, se trouve une plaquette de marbre qui supporte :

1° Une petite auge en verre où baignent, dans du sublimé, des brosses à ongles ;

2° Un sablier indiquant combien de temps doivent durer les différentes opérations nécessaires pour la désinfection des mains ;

3° Une paire de ciseaux courbes à pointes effilées et un instrument spécial, inconnu en France, pour le curage des ongles ;

4° Un flacon contenant du savon noir liquide.

Dans ces conditions, on procédera au lavage des mains de la manière suivante :

1° Nettoyage des ongles à sec, avec le petit instrument de Körte, instrument qu'on pourra, à la rigueur, désinfecter par la chaleur sèche de temps en temps ;

2° Lavage des mains pendant une minute (ce qu'indique le sablier) à l'eau filtrée et bouillie (froide ou chaude) ;

3° Lavage des mains à l'alcool à 80° ;

4° Brossage des mains et surtout des ongles dans une solution de sublimé à 1/1000e ou mieux à 2/1000e, ou bien dans la solution phéniquée à 3 0/0 ou à 5 0/0, pendant une minute environ (Dr Marcel Baudoin).

M. Terrier recommande que, quand les mains ont été désinfectées, elles ne doivent plus toucher à quoi que ce soit ; il faut avoir soin de ne pas les porter au visage, de toucher à la barbe, aux cheveux, au tablier.

Je citerai encore le procédé de Fürbringer, dont la technique se résume ainsi :

1° Commencer par nettoyer les ongles à sec avec un corps mousse;

2° Brosser et savonner les mains à l'eau chaude pendant une minute, en ayant bien soin de faire un lavage minutieux de l'espace sous-onguéal;

3° Laver ensuite les mains pendant une minute avec de l'alcool à 80°;

4° Puis, sans attendre l'évaporation de l'alcool, les plonger et les laver pendant une minute, dans un liquide antiseptique, soit une solution de sublimé à 2/1000e, soit d'acide phénique à 30/1000e.

Si le chirurgien veut s'essuyer les mains avant l'opération, il doit employer des compresses stérilisées dans l'autoclave Chamberland et que l'on maintient dans des caisses fermées.

Pendant tout le cours de l'opération, un bassin rempli d'une solution faible de sublimé doit être à portée des mains du chirurgien.

Désinfection du malade. — La désinfection du malade doit être locale et générale.

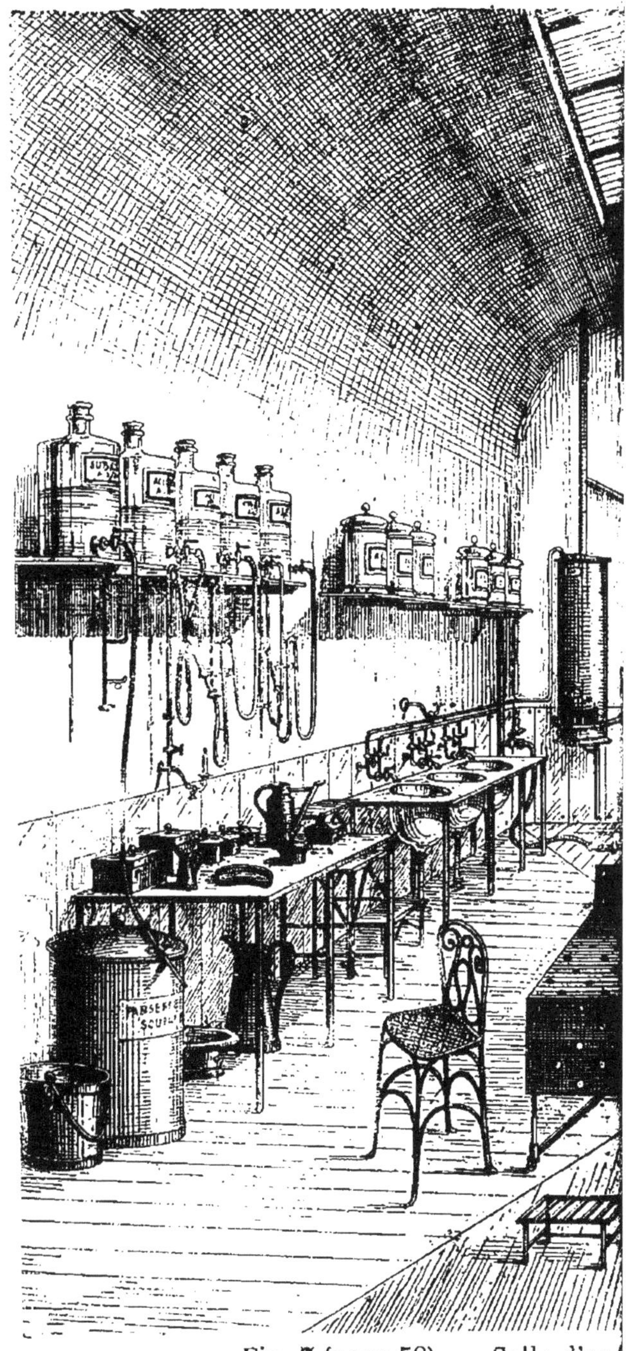

Fig. 7 (page 58). — Salle d'opé

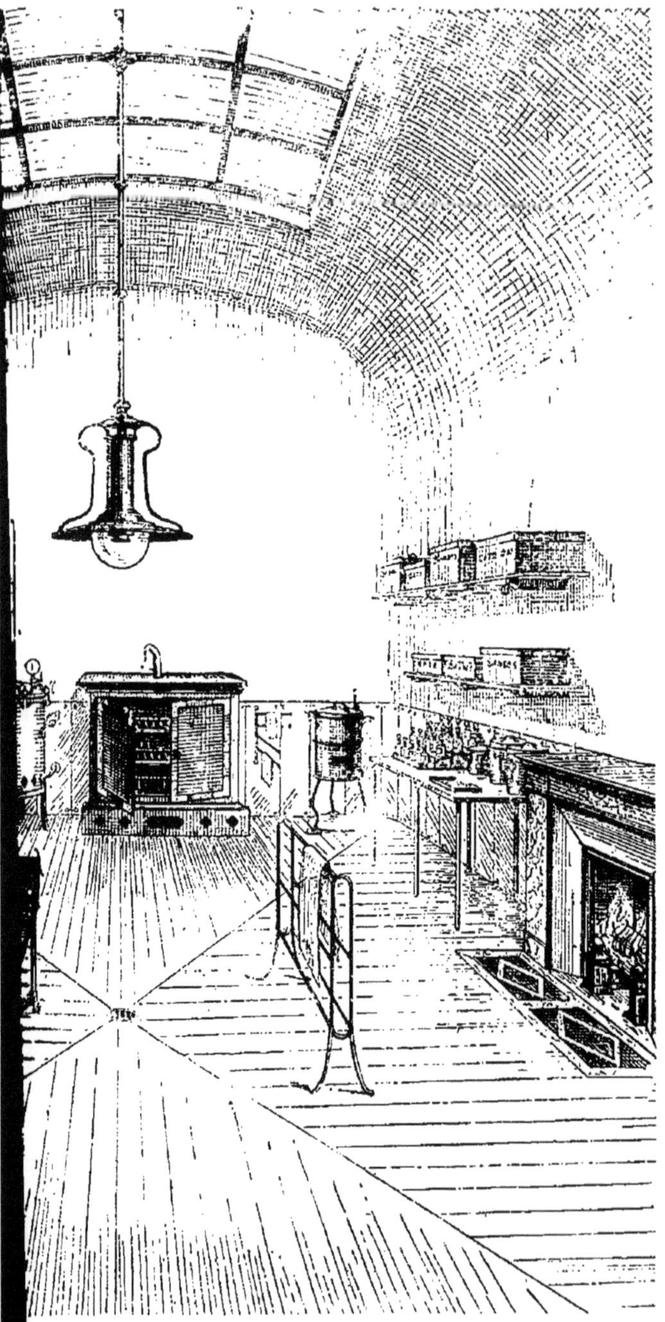

ıs. (Chauvel, *Précis d'opérations.*)

La désinfection générale sera obtenue par un grand bain pris le matin de l'opération, et une purgation absorbée la veille, ou inversement.

La désinfection locale, en ce qui concerne les voies urinaires, est un peu spéciale : on agit sur des parties cutanées très faciles à irriter, comme la peau du scrotum, par exemple : je m'en occuperai dans le chapitre suivant.

En thèse générale, je dirai ceci : en dehors des cas spéciaux, et tant que les voies urinaires ne sont pas ouvertes, on doit se servir pour aseptiser le champ opératoire des mêmes procédés qu'on emploie en chirurgie générale, procédés qui ressemblent à ceux utilisés pour les mains.

Immédiatement avant l'opération, le champ opératoire et les parties voisines sont traitées de la façon suivante (Bergmann).

Après un premier savonnage et après avoir soigneusement rasé la région, on frictionne cette dernière avec du savon glycéro-potassique et de l'eau stérilisée. Une compresse stérilisée complète le nettoyage. M. Bergmann attache une grande importance à ces frictions sèches; elles entraînent les couches superficielles de l'épiderme dans lesquelles viennent se cacher les germes pathogènes.

La région est ensuite lavée avec de l'alcool à 40° et 50° et passée finalement au sublimé à 1/2 0/00.

J'ai l'habitude de brosser d'abord la peau rasée avec une brosse stérilisée enduite de savon noir, puis de laver à l'eau bouillie salée, d'essuyer et de nettoyer de nouveau avec de l'éther. On peut compléter cette désinfection en lavant avec une solution de sublimé, préparée, s'il est nécessaire instantanément avec le papier Vigier au sublimé (1 feuille pour 2 litres d'eau).

Stérilisation des instruments métalliques. — Les instruments métalliques sont stérilisés par différents procédés.

M. Poncet, de Lyon, ne se sert que d'instruments avec manche en métal, lisse, sans ornement, sans nom de fabricant, aussi simple que possible, soit en acier nickelé, soit en maillechort. Quelques heures avant d'opérer, ces instruments sont stérilisés par le procédé suivant.

Le stérilisateur se compose d'un réchaud à gaz, mobile, que l'on peut mettre en communication avec le premier robinet venu par un tube de caoutchouc et d'une marmite en cuivre présentant sur l'une de ses faces un goulot qui communique avec l'intérieur et dans lequel on place un thermomètre à température élevée. Cette marmite s'enlève à volonté, elle contient un panier en cuivre grillagé dans lequel on place les instruments pour les stériliser. Un autre récipient, en cuivre également, de même forme et de mêmes dimensions, contient une certaine quantité de solution phéniquée faite à 5 0/0. De telle sorte que le panier et les instruments qu'il contient y sont submergés au sortir du bain de vaseline liquide qui sert de liquide stérilisateur.

L'alcool à 90° est un excellent désinfectant, très pratique.

Bergmann et Novaro (de Bologne) soumettent les instruments métalliques brossés et savonnés à l'ébullition pendant 10 à 15 minutes dans une solution de carbonate de soude à 1 0/0 ou à 1,5 0/0, si l'eau est calcaire. Ces instruments y séjournent jusqu'au moment où ils vont servir. On les sèche alors avec des coupures de mousseline stérilisée. Si, pendant l'opération, il est nécessaire de les nettoyer, on les replonge pendant quelques instants dans la solution bouillante de carbonate de soude. Cette manière de procéder n'enlève rien au tranchant des instruments et ne les oxyde pas.

M. le Dr Hertoghe, d'Anvers, a fait construire par MM. Gudendag frères, à Paris, un stérilisateur nouveau modèle (fig. 10).

Il se compose d'une auge en cuivre rouge étamé à l'intérieur, recouverte d'une plaque de même métal qui lui sert de couvercle et la ferme hermétiquement, grâce à l'interposition d'une feuille de carton d'amiante et de vis de pression.

Pour l'employer, on range avec soin les instruments dans l'auge stérilisante et, au moyen de ouate disposée par étages, on les empêche de ballotter. On achève de remplir avec de l'alcool à 94° Baumé. La boîte étant exactement fermée par les vis de pression, on la met au bain-marie à 100° pendant 20 minutes. Au bout de ce temps, on la retire de l'eau et on ouvre pendant cinq à six secondes le robinet dont est muni le couvercle; de la vapeur d'alcool s'échappe entraînant avec elle l'air que renfermait encore l'appareil.

Les instruments ne sont retirés de la boîte qu'au moment de l'opération: ils peuvent être conservés ainsi plusieurs jours aseptiques, sans être détériorés.

D'autres fabricants se sont ingéniés à fabriquer des stérilisateurs portatifs dans le genre du précédent.

Beaucoup de chirurgiens emploient les antiseptiques et surtout la solution phéniquée forte pour stériliser les instruments métalliques.

Je crois que les antiseptiques doivent être

rejetés en ce qui concerne la stérilisation des instruments métalliques.

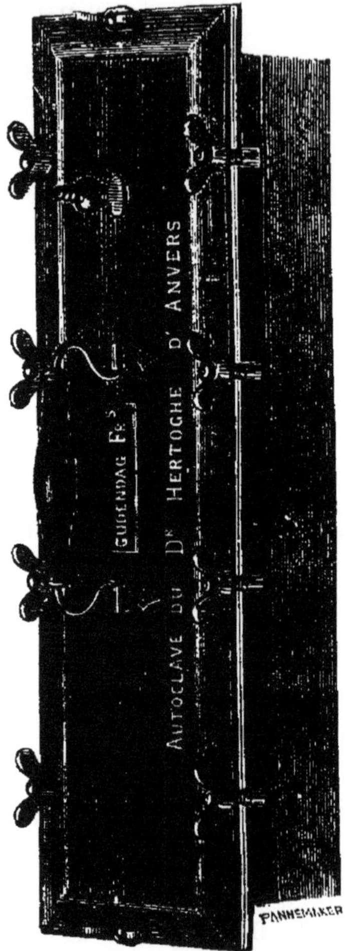

Fig. 10. — Stérilisateur de Hertoghe.

La chaleur est le meilleur procédé : le flambage est suffisant pour les instruments de petit volume. L'étuve à air sec convient parfaitement pour les autres : il suffit, pour garantir les tranchants ou les piquants, de mettre les instruments qui en sont pourvus, isolément dans des tubes de verre et de là dans le stérilisateur, température de 180 pendant 20 minutes : il faut éviter d'aller jusqu'à 200 , température qui amène la détrempe.

M. Vinay (1) préfère la chaleur humide qui est employée :

1° A 100° par l'ébullition à l'eau ordinaire, température insuffisante pour détruire les spores ;

2° Au-dessus de 100°, par la vapeur d'eau sous pression, appareil de Redard appareil de Sorel, appareil de Geneste et Herscher, etc., ou mieux par des bains liquides : huile (Tripier), glycérine (Poncet), vaseline (Poncet), dont le point d'ébullition est élevé.

M. Redard s'est basé sur ce fait que les micro-

(1) Vinay, *Manuel d'asepsie, stérilisation et désinfection par la chaleur*. Paris, 1890.

organismes les plus résistants, soumis pendant une demi-heure à 110°, sont complètement dé-

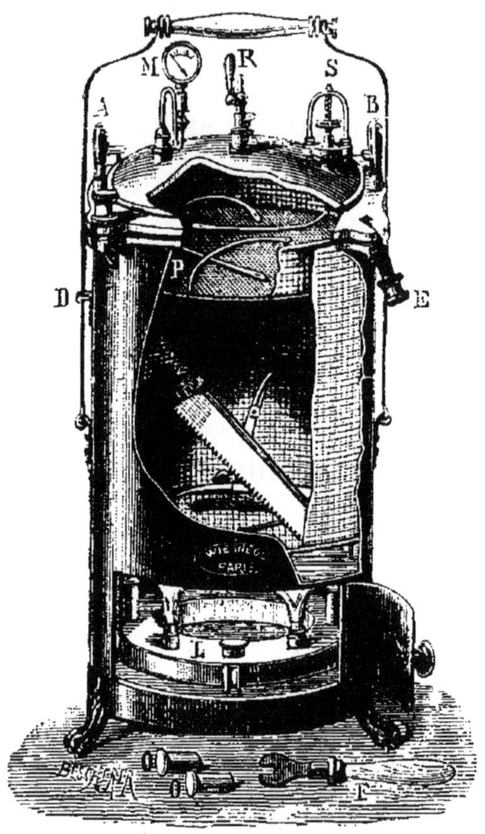

Fig. 11. — Autoclave, de M. Redard, pour la stérilisation des instruments de chirurgie et des objets de pansement.

truits. L'appareil dont il s'est servi est un autoclave à vapeur sous pression, chauffé à l'alcool (fig. 11).

Il se compose :

1° D'un cylindre en cuivre fort, fermé par un couvercle en bronze, muni de deux poignées en bois A et B, et retenu sur le cylindre de cuivre au moyen de six boulons articulés à écrous E, pressant un boudin en caoutchouc. Ce cylindre constitue l'autoclave proprement dit ;

2° D'un manomètre M, portant une double graduation jusqu'à trois atmosphères, indiquant le rapport de la pression et de la température ;

3° D'un robinet R, destiné à chasser l'air, perdre un excès de vapeur ou éviter le vide du refroidissement ;

4° D'une soupape de sûreté à ressort, dont on peut faire varier la tension ;

5° D'une enveloppe en tôle, sur laquelle repose l'autoclave et dont la poignée D permet le transport de tout l'appareil. Cette poignée, maintenue verticale par le taquet à charnière D, peut être abaissée pendant le fonctionnement de l'autoclave ;

6° D'une lampe à alcool *h*, à plusieurs mèches,

pouvant se fermer à l'aide des bouchons O. Au-dessus de cette lampe se trouve une plaque de tôle percée de trous correspondant aux axes des mèches et destinée à activer le tirage, en même temps qu'à préserver la lampe du rayonnement de l'autoclave ;

7° De deux paniers en toile métallique de différente grandeur, placés dans l'autoclave. Le plus grand de ces paniers est monté sur des pieds et reçoit les gros instruments à désinfecter ; le plus petit, spécial pour les aiguilles ou les petits instruments, est supporté à la partie supérieure du grand panier ;

8° D'une clé F, servant à serrer vigoureusement les écrous E, après un premier serrage à la main.

Avec une température de 120 degrés et une pression d'une atmosphère, la stérilisation est sûre. L'inconvénient de ces appareils est de mouiller les objets de pansement, qu'il faut sécher ensuite, ce qui est loin d'être aisé.

Le docteur Sorel emploie pour les instruments une étuve à air sec chauffée à 140 degrés par un bain de glycérine contenu dans la paroi creuse de l'étuve. Celle-ci est divisée en compartiments par des cloisons également creuses et remplies de glycérine, de sorte qu'il n'y a qu'une couche d'air insignifiante entre les parois du compartiment et celle de la boîte où sont placés les instruments.

Quand il s'agit d'objets de pansement, la chaleur sèche ne donne pas une sécurité absolue, si la masse est un peu considérable, le centre du paquet n'atteignant jamais une température suffisante. Il n'en est plus de même de la vapeur d'eau sous pression. De 110 à 115 degrés, agissant pendant quinze à vingt minutes, elle détruit tout ce qui a vie.

M. Sorel, s'inspirant de ces données, a construit une étuve (fig. 12), où la stérilisation des pansements se fait pour ainsi dire en deux temps.

Dans un premier temps, la ouate, les gazes, etc., introduites dans le cylindre métallique sont stérilisées à 130 degrés, sous une pression

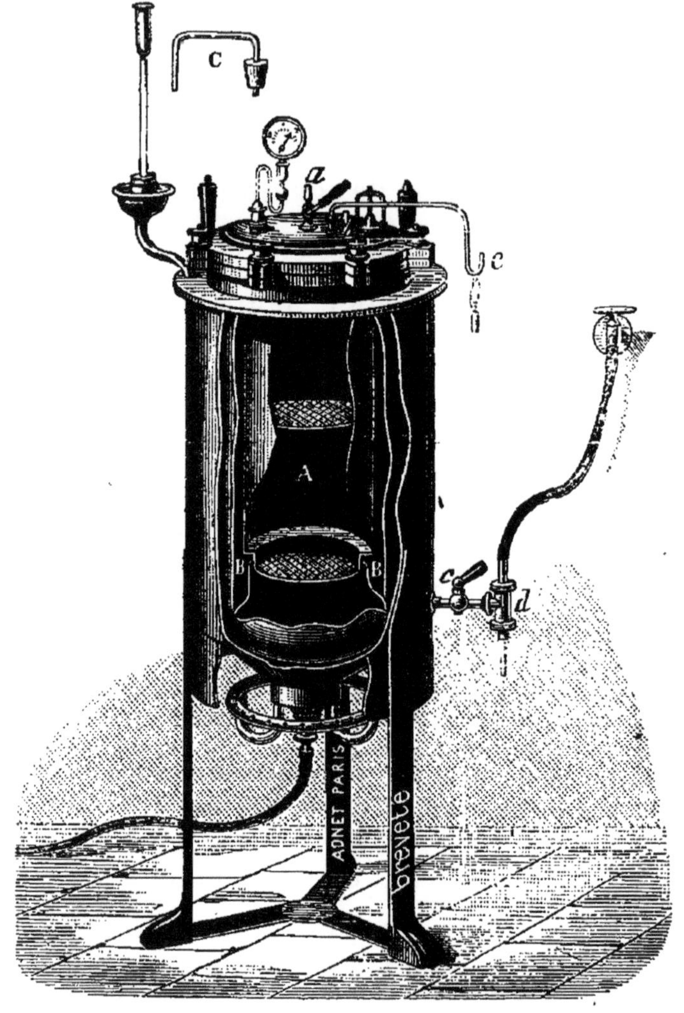

Fig. 12. — Étuve de M. Sorel (Adnet).

de 1,500 kilog. dans la vapeur d'eau saturée.

Dans un deuxième temps, les substances imprégnées de vapeur d'eau sont rapidement desséchées, grâce aux dispositions très ingénieuses de l'appareil.

Malheureusement, si les instruments nickelés supportent très bien cette action, les instruments en acier sont endommagés ; il faut pour eux la chaleur sèche.

Il résulte des diverses expériences relatives à l'emploi de la chaleur, que la destruction des bacilles est bien plus rapide avec la chaleur humide qu'avec la chaleur sèche.

L'action de la chaleur est aussi fonction du temps : les résultats dépendent presqu'autant de la durée d'application des températures élevées que de leur élévation même.

L'air chaud ne détruit les spores qu'à une température de 140° et avec une heure et demie de temps au moins.

La chaleur humide, sous forme de vapeurs d'eau, demande 100° pendant une heure. En ajoutant des solutions salines, la température de l'eau à l'ébullition va jusqu'à 107° et plus.

Après bien des études, je donne la préférence à l'air chaud utilisé au moyen du stérilisateur

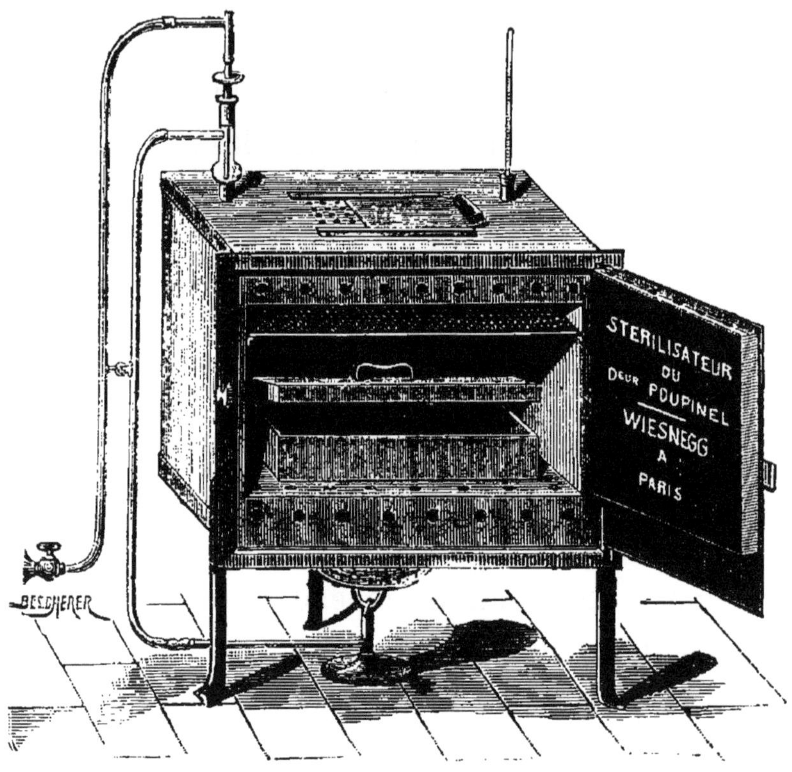

Fig. 13. — Stérilisateur du Dr Poupinel.

du Dr Poupinel (fig. 13), qui n'a que l'inconvénient d'un réglage assez sérieux.

Cet appareil se compose d'une étuve en tôle ou cuivre rouge à doubles parois, ainsi que la porte. L'étuve est chauffée par le gaz. La chaleur est réglée par un système spécial. Un régulateur au mercure sert à maintenir la température à 180° pendant le temps nécessaire.

Pour stériliser les instruments, on procède de la façon suivante :

1° Allumer le brûleur :

2° Disposer les instruments, qui doivent être entièrement en métal, nickelés de préférence et bien secs, à même la boite sans interposition d'ouate ou de tout autre matière combustible :

3° Placer, à l'étage inférieur du stérilisateur, la boîte ouverte et ainsi garnie d'instruments. A l'étage supérieur, avec le couvercle, un morceau d'ouate de dimensions suffisantes pour pouvoir ultérieurement recouvrir les instruments;

4° Fermer la porte du stérilisateur et laisser l'appareil à la températnre de + 180° pendant cinquante minutes comptées depuis le moment d'introduction de la boîte d'instruments dans le stérilisateur;

5° Au bout de ce temps, éteindre le brûleur, ouvrir le stérilisateur, prendre avec une pince flambée et stérilisée l'ouate et la disposer en couvercle sur la boîte d'instruments. Refermer le stérilisateur et laisser refroidir ;

6° Si la boîte d'instruments doit être transportée à quelque distance, placer par-dessus l'ouate le couvercle métallique, après refroidissement.

Un des points les plus importants de l'asepsie des instruments est le nettoyage qu'ils doivent subir après une opération pour les débarrasser du pus, du sang et des parties graisseuses qui les recouvrent : d'abord lavage à l'eau froide pure, puis on les plonge et on les brosse vigoureusement dans une lessive de soude à 1 0/0 et de savon; on les rince et enfin on les fourbit avec la pierre à polir et l'alcool ou un morceau de peau : la manipulation se termine par un nouveau lavage au carbonate de soude et un séchage soigneux.

Stérilisation des drains, fils de suture et objets de pansement. — Les drains, les fils de suture, les objets de pansement seront stérilisés suivant les principes de la chirurgie générale et conservés dans des boîtes métalliques (fig. 14) ou dans des flacons (fig. 15).

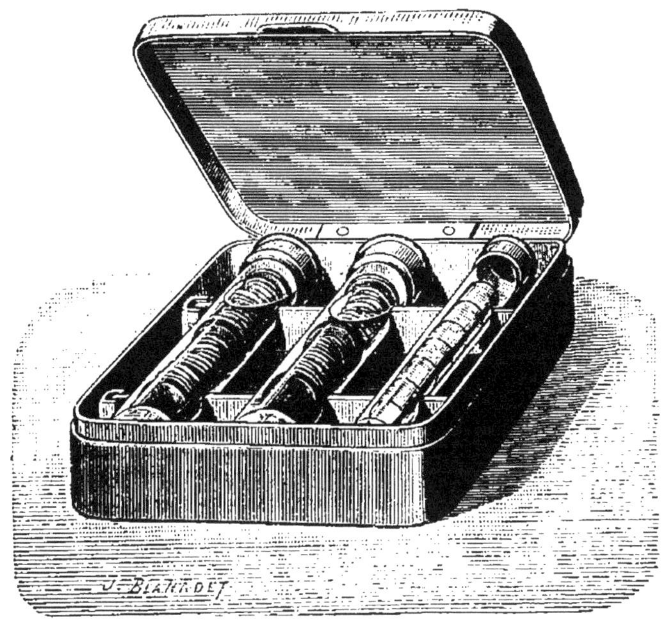

Fig. 14. — Boîte métallique pour suture antiseptique.

M. Fournié (1), pharmacien des hôpitaux de Lyon, a simplifié le dispositif de la stérilisation en réunissant dans un même appareil l'autoclave et le séchoir. On y arrive en donnant à la caisse

(1) Fournié. A propos de l'asepsie (*Lyon médical*, 15 avril 1888).

un double fond, si bien que la vapeur peut pénétrer soit dans le double fond, soit dans l'intérieur de l'appareil, cette disposition permet de stériliser d'abord les objets de pansement, puis de les sécher en faisant passer la vapeur, au

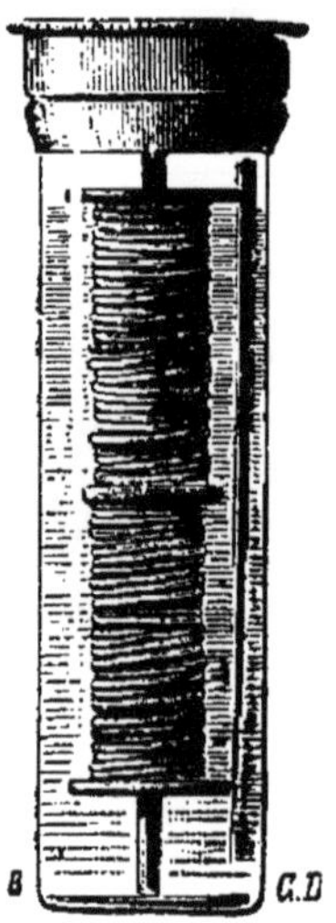

Fig. 15. — Flacon pour fil de ligature.

moyen d'un simple tour de robinet, dans le double fond; on vaporise ainsi l'eau condensée et on sèche rapidement le coton. Par ce moyen, le séchoir est supprimé et la manœuvre simplifiée, il n'y a plus qu'à emmagasiner le coton.

M. Fournié (1) a imaginé plusieurs sortes de récipients. Les uns consistent en boîtes cylindriques de zinc, dont le couvercle réalise la fermeture dite « à baïonnette » (fig. 16). La boîte et le couvercle présentent latéralement une petite

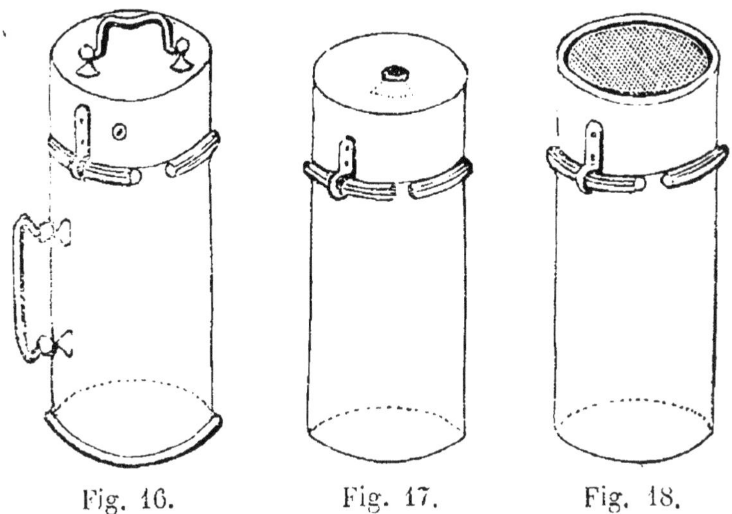

Fig. 16. Fig. 17. Fig. 18.
Boîtes pour la stérilisation des objets de pansement.

ouverture circulaire, au niveau des surfaces de contact. Lorsque les orifices se correspondent, l'intérieur des récipients est en communication

(1) Fournié, Nouvelles recherches sur l'asepsie (*Lyon médical*, 27 avril 1890).

avec l'extérieur ; c'est le dispositif qui permet la pénétration facile de la vapeur sous pression sur les objets placés dans l'intérieur du récipient,

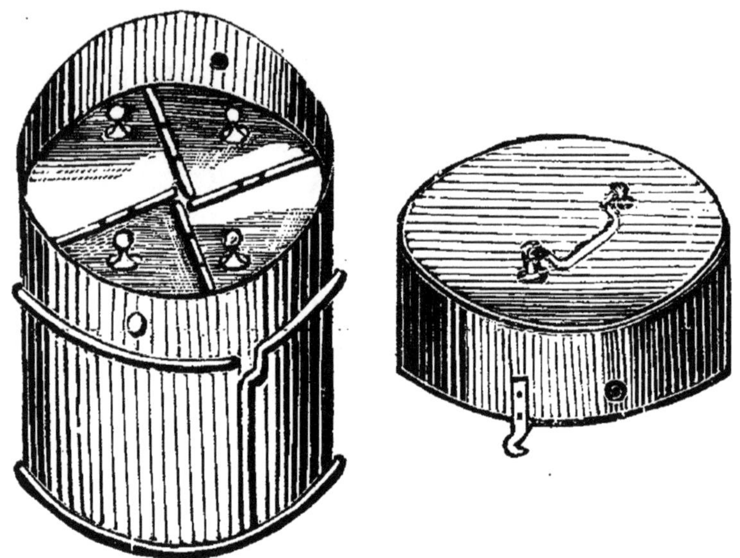

Fig. 19. — Boîte pour la stérilisation des objets de pansement.

au moment où s'opère leur stérilisation. L'opération terminée, on fait pivoter légèrement le couvercle, de sorte que les deux évents ne se correspondent plus et le contenu de ces boîtes se trouve à l'abri du contact de l'air.

Dans un autre type (fig. 17) les évents latéraux sont remplacés par une ouverture circulaire pratiquée au centre du couvercle et donnant accès dans une petite cavité en tronc de cône, garnie de coton.

Dans un troisième type (fig. 18), le fond du couvercle est constitué par une nappe de coton maintenue entre deux toiles métalliques. Dans ces deux derniers modèles, la fermeture à baïonnette n'a d'autre effet que d'assurer l'occlusion du récipient.

La boîte à compartiments (fig. 19) offre l'avantage de mettre à la disposition du chirurgien la collection complète des mêmes objets nécessaires à un pansement, tampons, éponges, bandes, compresses, etc.

§ 2. — *Antisepsie physique spéciale externe ou asepsie spéciale externe.*

Nous avons à nous occuper ici de la stérilisation des instruments employés spécialement dans la chirurgie des voies urinaires, c'est-à-dire :

1° De l'asepsie des sondes en gomme élastique ;

2° De l'asepsie des sondes en caoutchouc rouge;

3° De l'asepsie des seringues à injections vésicales ;

4° De l'asepsie du champ opératoire.

1°. — *Asepsie des sondes en gomme élastique*

Étant donnée la matière dont sont formés ces instruments, il a été très difficile de trouver un procédé qui les rendent complètement aseptiques sans les détériorer : en outre, il fallait tenir compte du lieu dans lequel ces sondes sont employées; je veux dire par là que s'il est plus ou moins facile de stériliser des sondes dans la pratique hospitalière ou dans la spécialité, il devient bien plus ardu de trouver une stérilisation pouvant être appliquée soit par le praticien de la ville ou de la campagne, soit par les malades eux-mêmes. Les procédés actuels, surtout ceux hospitaliers, sont bien près de la perfection et donnent d'excellents résultats.

La fabrication de la sonde fut le premier objectif : l'instrument devait être établi avec une matière résistant à des chauffages répétés au delà de 100°, ne se laissant pas entamer par les antiseptiques, ayant le moins possible de recoins où les germes puissent s'accumuler, tout en conservant leur souplesse et leur intégrité pendant un service même journalier assez long (fig. 20).

Les fabricants se mirent à l'œuvre : la composition recouvrant le tissu de soie fut modifié ; l'intérieur de la sonde fut couverte d'un enduit spécial, lissant pour ainsi dire la cavité de manière à ne pas laisser de vacuoles, et enfin l'œil de la sonde fut percé de telle sorte que l'extrémité, près du bec, fut taillée en pente douce, regardant l'ouverture (fig. 21 et 22).

Cependant ce dernier point est la seule amélioration jusqu'à présent bien acquise : les autres demandent encore des perfectionnements, et il faut espérer qu'ils ne seront pas au-dessus des efforts de ceux qui s'occupent de ce genre de fabrication.

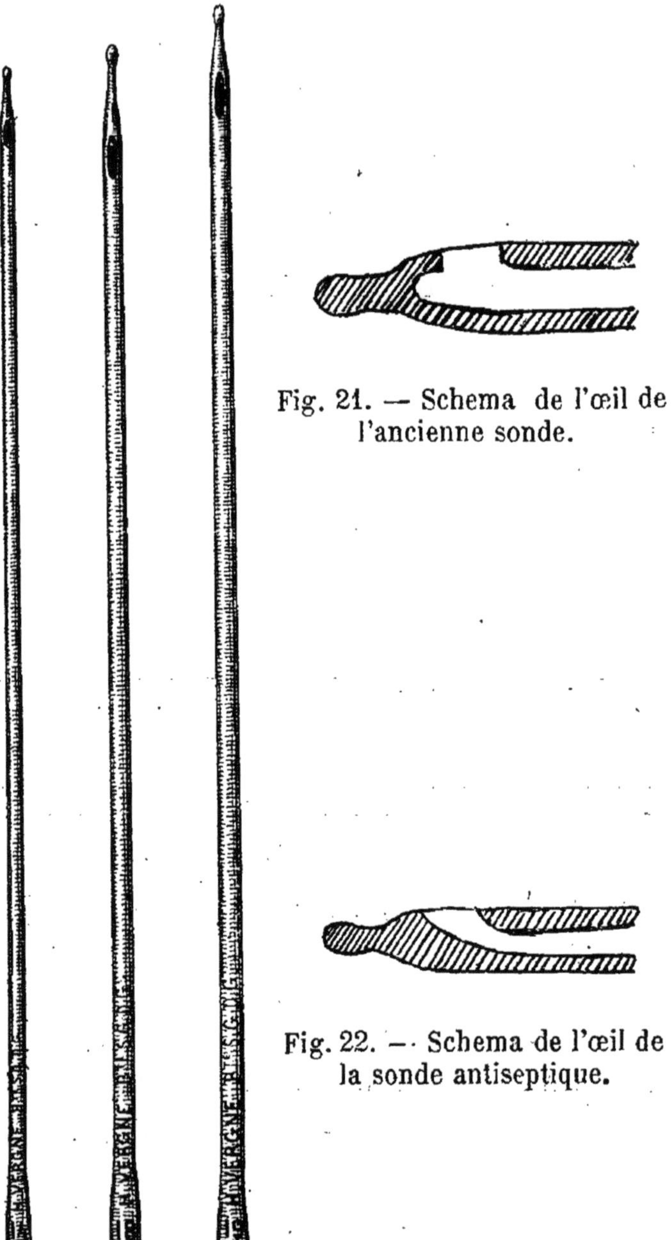

Fig. 21. — Schema de l'œil de l'ancienne sonde.

Fig. 22. — Schema de l'œil de la sonde antiseptique.

Fig. 20. — Sondes de Vergne.

En ce qui concerne la stérilisation par le chirurgien, il est nécessaire :

1° D'étudier :

a. La stérilisation des sondes;

b. Le nettoyage des sondes après leur emploi;

c. La conservation aseptique des sondes ;

d. Le graissage des sondes;

2° De voir quels sont les procédés les plus pratiques pouvant être mis à la portée de tous les médecins et des malades.

D'ailleurs, pour la description de ces procédés, cette classification est un peu superflue, car ils se mêlent dans la pratique.

a. **Stérilisation des sondes**. — Plusieurs méthodes sont employées pour ce genre de stérilisation et, comme pour les instruments métalliques, les uns sont basés sur la chaleur sèche et humide, les autres sur l'emploi des antiseptiques liquides.

Voici le procédé de M. le Dr Delagénière utilisé dans le service de M. le Dr Terrier :

1° Les *sondes* du n° 6 au n° 21 inclusivement

sont placées dans 12 tubes de verre qui mesurent 35 centimètres de largeur et 3,5 centimètres de diamètre. Les huit premiers numéros (de 6 à 13) dans les quatre premiers tubes; les

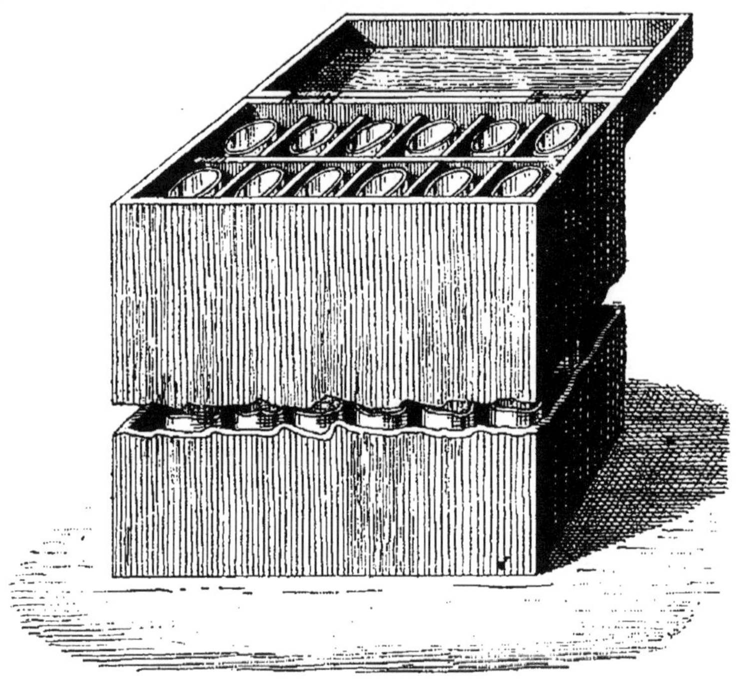

Fig. 23. — Boîte à stériliser les sondes de Delagénière.

derniers (de 14 à 21) séparément chacun dans un tube. Chaque tube est fermé au moyen d'un tampon d'ouate, puis on le place dans l'étuve où l'on porte la température à 100°. Au bout d'une demi-heure au maximum, les tubes sont retirés.

On les laisse refroidir, toujours bouchés, et le lendemain on renouvelle l'opération ainsi que le jour suivant. Les sondes sont dès lors stériles et bonnes à être utilisées.

Les tubes sont disposés dans une boîte à 12 compartiments portant le même numéro que le tube (fig. 23). Il en résulte que les sondes sont classées d'avance et très faciles à prendre.

2° Les *bougies* sont traitées de la même façon et disposées dans des tubes semblables. Ici, la boîte a 21 compartiments pour 21 tubes; le premier renferme les bougies filiformes jusqu'au n° 5 inclusivement; les numéros, au-dessus, jusqu'à 24 inclusivement, sont dans des tubes séparés. Chaque tube renferme un ou deux explorateurs à boule du même calibre que les bougies. De même, chaque tube à sonde renferme des sondes ordinaires et des sondes béquilles de même calibre. Enfin, les bougies de l'uréthrotomie et les sondes à bout coupé sont stérilisées dans un tube à part conservé et fermé dans la boîte à uréthrotomie.

L'usage de ces sondes et de ces bougies est des plus simples. Les boîtes, munies d'une poignée, sont apportées au lit du malade; l'infirmier présente le tube demandé; le chirurgien, dont les mains sont aseptisées comme s'il s'agissait de faire une opération, enlève d'une main le tampon de ouate et de l'autre saisit la sonde voulue. Le tube est aussitôt refermé, puis replacé dans la boîte.

Ce procédé, comme on l'a fait très bien observer n'est pratique que dans un hôpital.

Cependant il est évidemment le meilleur et c'est celui que j'emploie de préférence avec les petites modifications suivantes : on fait construire une trousse contenant 5 tubes, ayant $0^m,40$ de longueur et $0^m,40$ de diamètre : dans chaque tube se placent des sondes suivant un ordre déterminé; dans le premier, un jeu complet de bougies exploratrices et de bougies filiformes; dans le deuxième, un jeu complet de sondes courbes ou droites à bout olivaire (n°s 6 à 21); dans le troisième, les sondes bicoudées et coudées; dans le quatrième, les sondes en caoutchouc; le cinquième est vide pour mettre les sondes après qu'elles ont servi. Chaque sonde est séparée de l'autre par du papier buvard, papier à filtrer des laboratoires, qui enveloppe complètement l'instrument (procédé Alapy). Le tube ainsi préparé est bouché avec un morceau d'ouate et porté dans le stérilisateur du Dr Poupinel à 110° pendant 30 minutes : il est ensuite placé tel quel dans la trousse; on peut aussi le porter, trois jours de suite, pendant quelques minutes dans l'étuve chauffée à 100° (chaleur sèche).

Comme la plupart des praticiens n'ont pas à leur disposition de stérilisateur, je conseille le procédé suivant que j'ai souvent préconisé : on fait construire un cylindre en zinc, de 0m,50 de hauteur et de 0m,20 à 0m,30 de diamètre, entouré à l'extérieur d'un manchon épais de feutre; ce cylindre est fermé à sa partie inférieure par un treillage en fil de fer, et à sa partie supérieure par un couvercle muni d'une ouverture. Il repose sur un trépied l'élevant assez pour permettre de le placer au-dessus d'une casserolle pleine d'eau qui bout sur le feu (fig. 24) : les

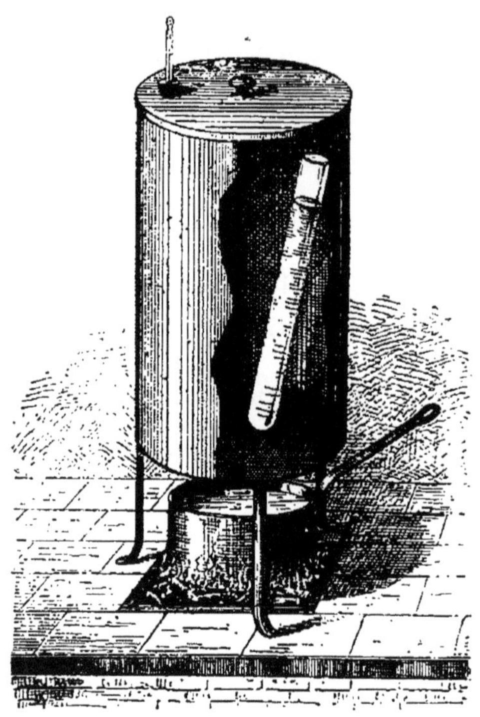

Fig. 24. — Appareil simplifié du Dr Delefosse pour la stérilisation des sondes.

tubes sont placés comme dans le stérilisateur et laissés exposés à la vapeur d'eau bouillante pendant une demi-heure à une heure.

Je viens de parler du procédé de M. Alapy, voici comment l'auteur le décrit(1).

Après avoir établi que les instruments en gomme ne supportent pas l'antisepsie par les produits chimiques, qu'après quelques minutes dans le sublimé au 1/1000ᵉ ou dans l'eau phéniquée à 5/100ᵉ elles perdent leur poli, que la chaleur sèche de 120 à 130° les détériore, M. Alapy recommande d'agir de la façon suivante :

Les sondes, préalablement lavées avec du savon et séchées sont enveloppées dans du papier buvard ou un papier quelconque. Les coins vides du fourreau de papier sont recourbés, de sorte que les bouts des instruments sont clos : plusieurs tours de papier sont nécessaires; on y inscrit dessus les instruments contenus. Une demi-feuille de papier suffit pour envelopper 3 à 4 sondes au moins; chaque instrument doit être séparé par du papier. Plusieurs paquets préparés de cette façon sont ensuite exposés pen-

(1) Alapy, *Annales des maladies des organes génito-urinaires.*

dant une demi-heure dans un tube de verre qui est fermé en bas et bouché au-dessus avec de l'ouate, à l'influence de la vapeur d'eau chauffée à la température de 100°. Les sondes sont conservées ensuite dans le papier, et la stérilisation se maintient.

M. Alapy recommande l'autoclave pour son procédé : comme on ne trouve de ces instruments que dans les hôpitaux, j'ai cru, pour la pratique journalière, pouvoir le remplacer par le petit appareil indiqué plus haut. Un thermomètre maxima placé dans ce dernier indique la température obtenue dans le cylindre.

Des chirurgiens se contentent de l'eau boriquée qui sature, pour ainsi dire, les instruments employés. Cette stérilisation n'est peut-être pas suffisante. Aussi, pour la compléter, on trempe la sonde au moment de s'en servir dans une solution de sublimé au 1/1000e.

Mais je n'engage pas à suivre cette méthode : il faut à tout prix éviter de laisser du sublimé dans la sonde, sans cela ce restant de liquide peut toucher le col de la vessie et produire une irritation passagère, il est vrai, mais assez vive, ainsi que j'ai été à même d'en observer trois exemples : or, il est très difficile de débarrasser complètement la sonde de ce liquide antiseptique : on a bien conseillé de retremper de nouveau l'instrument dans une solution boriquée ou simplement dans de l'eau récemment bouillie : je crois qu'il vaut mieux ne pas s'exposer à ces inconvénients : d'autant plus que le sublimé détériore les sondes en gomme d'une façon très sérieuse et en très peu de temps.

M. le professeur Guyon soumet les sondes pendant trois heures au contact de vapeurs sulfureuses. L'appareil utilisé produit l'acide sulfureux par l'action de l'acide chlorhydrique sur le bisulfite de soude. C'est une cage rectangulaire au fond de laquelle il y a un récipient contenant du bisulfite. On verse de l'extérieur, à l'aide d'un tube, de l'acide chlorhydrique. Au-dessus du bisulfite existe une grille où l'on place les sondes. Ces dernières sont ensuite conservées dans des boîtes en fer étamé à couvercles mobiles.

M. le Dr Boulanger voulant éviter la dispersion des vapeurs sulfureuses a inventé un appareil à désinfection sulfureuse qui est très utile dans la pratique journalière en ville.

L'appareil de M. le Dr Boulanger comprend trois parties distinctes (fig. 25) :

1° Le générateur A ;

2° L'étuve B ;

3° Le flacon laveur C.

Le générateur se compose d'un ballon A portant à sa partie supérieure trois tubulures qui reçoivent deux entonnoirs contenant, l'un l'acide chlorhydrique, l'autre le bisulfite de soude nécessaire à la production de l'acide sulfureux et un tube de dégagement D, plus un tube de sûreté. A la partie inférieure du ballon, se trouve un tube à robinet rodé sur un flacon laveur K, contenant une solution de soude caustique étendue de trois quarts d'eau. Ce flacon sert à recevoir et à décomposer les produits formés par la réaction de l'acide chlorhydrique sur le bisulfite de soude. Les gaz s'échappent dans l'air extérieur par le tube L. Ce flacon porte en outre un robinet de vidange P et un entonnoir M qui est muni, ainsi que les entonnoirs BS et AC, de robinets afin d'empêcher toute déperdition d'acide sulfureux.

L'étuve B est simplement un flacon en verre de dimensions suffisantes pour contenir les tubes renfermant les sondes et portant à sa partie supérieure une large ouverture fermée par un double bouchon à l'émeri qui en assure l'absolue étancheité. Latéralement, deux tubulures le font communiquer; d'une part, avec le générateur A ou avec la soufflerie S, le robinet à trois voies parallèles F permettant de le mettre en rapport à volonté soit avec l'un ou avec l'autre ; d'autre part, avec le flacon laveur C. Il est destiné à décomposer l'acide sulfureux produit en excès pendant la réaction et celui que contient l'étuve B, laquelle doit en être complètement débarrassée avant d'être ouverte. Ce flacon, qui a le même rôle que le flacon laveur K du générateur, est, comme lui, en communication avec l'air

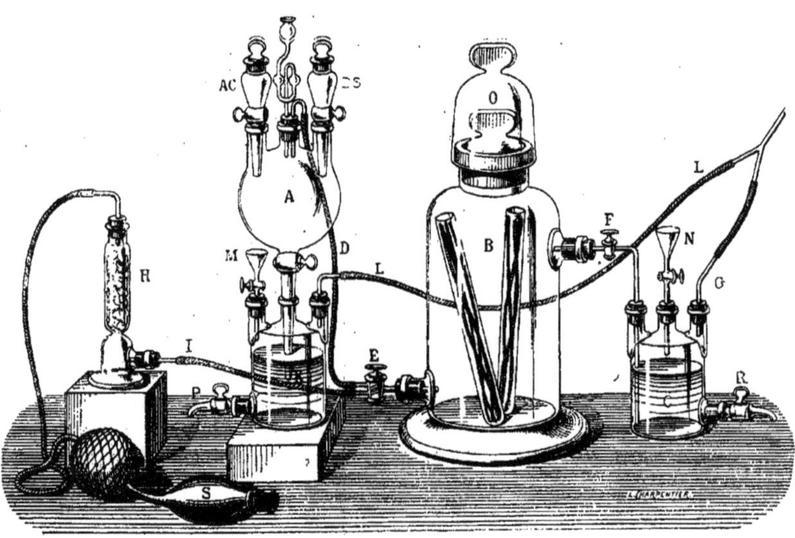

Fig. 25. — Appareil sulfureux du Dr Boulanger.

extérieur par le tube G : il est également muni d'un entonnoir de remplissage à robinet N, d'un robinet de vidange R et contient aussi une solution de soude étendue.

La soufflerie ne présente rien de particulier si ce n'est qu'auparavant d'arriver dans l'étuve, l'air injecté est filtré sur de l'ouate contenue dans l'éprouvette H.

Voici le fonctionnement de l'appareil.

Les sondes, lavées et séchées, sont placées dans des tubes en verre dans lesquels elles doivent séjourner après leur sortie de l'étuve; ces tubes sont introduits dans le récipient B. Les robinets E et F sont tournés de manière à ce que le générateur communique avec l'étuve et avec le flacon laveur C. Le robinet du tube inférieur du ballon A étant fermé, on ouvre les robinets des entonnoirs AC et BS de façon à ce que l'écoulement de l'acide chlorhydrique et du bisulfite se fasse lentement, presque goutte à goutte.

Vingt grammes de chaque substance suffisent

pour produire le volume d'acide sulfureux nécessaire pour chasser l'air contenu en B et le remplir complètement.

Lorsque la réaction est arrêtée, on ferme les robinets E et F. Les sondes se trouvent ainsi plongées dans l'acide sulfureux et sans communication avec l'air extérieur. Elles doivent y séjourner quelque temps (trois heures suffisent d'après M. le Dr Albarran) et elles n'y éprouvent aucune détérioration. Quand on veut retirer les sondes, il faut, avant d'ouvrir le récipient B, le vider du gaz qu'il contient. Pour cela, on met l'étuve C en communication avec la soufflerie S en tournant dans le sens convenable la clef du robinet E, et on ouvre également le robinet F. En faisant agir la soufflerie, l'acide sulfureux est chassé de B en C où il se décompose au contact de la sonde et, au bout de quelques minutes, il est remplacé par de l'air filtré. On peut, à ce moment, ouvrir sans inconvénient l'étuve B.

Après chaque opération, il est bon de vider le flacon A; pour cela, il suffit d'ouvrir le robinet du tube inférieur qui déverse dans la solution contenue dans le flacon K le résidu où il se décompose en présence de la soude. L'appareil est alors prêt pour une nouvelle opération.

M. le Dr Fourcaud a donné la description détaillée d'un procédé de stérilisation des sondes par les vapeurs mercurielles, procédé dû à M. le professeur Lannelongue de Bordeaux, et qui est le suivant :

On prend l'éprouvette à filière de M. Creuzan, (fig. 26) et on y verse soit du mercure en nature, ou on y place des rondelles de flanelle mercurielle. Ces dernières sont beaucoup plus pratiques. Voici comment on les prépare d'après le procédé de M. Merget.

« On prend une étoffe de laine rugueuse ou une pièce de flanelle de 0,20 centimètres de côté environ, que l'on trempe successivement dans une solution de nitrate-acide mercureux, puis dans de l'eau fortement ammoniacale : double opération qui a pour but de les imprégner d'un dépôt adhérent de mercure métallique rendu éminemment propre à l'émission des vapeurs

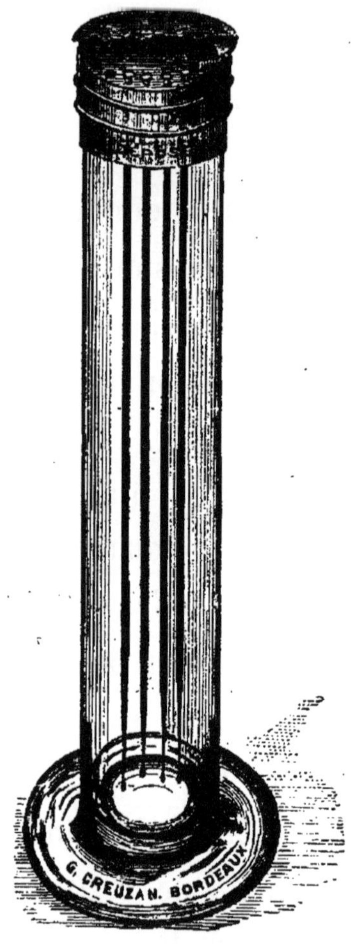

Fig. 26 — Éprouvette à filière de Creuzan.

par son état d'extrême division. On découpe dans cette étoffe mercurielle des rondelles d'environ 8 centimètres de diamètre destinées à être placées au fond des éprouvettes qui contiennent les sondes. On superpose ainsi 3 à 4 rondelles d'étoffe mercurielle au fond des éprouvettes et les vapeurs qu'elles dégagent sont suffisantes pour assurer la stérilisation des sondes pendant cinq à six mois, d'après les résultats des expériences. Au bout de ce temps, on les renouvelle. Au bout de douze heures, une sonde septique est stérilisée.

D'après les expériences de M. Fourcaud, des sondes soumises pendant neuf mois au contact des vapeurs mercurielles n'avaient rien perdu de leur poli, de leur calibre et de leur consistance.

On voit, par cet exposé, que les procédés pour obtenir la stérilisation des sondes ne manquent pas : eau bouillante, alcool, sublimé, nitrate d'argent, eau boriquée, vapeur sèche, vapeur humide, etc., et cependant cette stérilisation peut très bien laisser à désirer : cela tient à ce que les antiseptiques sont quelquefois infidèles aux doses où ils sont employés, car les doses, excellentes pour une stérilisation complète, détruisent l'enduit de la sonde; il en est de même de la chaleur : une sonde qui subit une température de 120° à 140° devient vite rugueuse. Ensuite, il est difficile d'obtenir la désinfection complète de la lumière de l'instrument, de ses ouvertures ; des bulles d'air peuvent se trouver emprisonnées dans certains points du parcours et empêcher le contact du liquide ou des vapeurs antiseptiques.

En résumé, trois procédés sont préconisés pour la stérilisation des sondes en gomme :

1° La chaleur, sèche ou humide ; c'est le meilleur procédé, à la condition que la chaleur sèche ne dépasse pas 120° et que les sondes ne soient pas mises trop souvent dans le stérilisateur ; le procédé de M. Alapy est le plus pratique ;

2° Les bains liquides et injections qui sont en général mauvais ;

3° Les vapeurs antiseptiques qui donnent de très bons résultats, mais sont peu commodes à utiliser, dans la pratique, du moins en ce qui concerne les vapeurs sulfureuses :

Je n'ai pas d'expérience sur l'emploi de l'appareil de M. le Dr Fourcaud, que j'essaie actuellement, ainsi que sur celui de M. le Dr Boulanger.

b. **Nettoyage des sondes qui ont servi**. — Lorsqu'une sonde a été utilisée, il est nécessaire de la nettoyer de suite avant même sa nouvelle stérilisation. Aussitôt qu'elle est retirée du canal, il faut l'essuyer avec de l'ouate, y faire passer une solution d'eau boriquée à 5 0/0 ou de nitrate d'argent à 2 0/0, suivant le degré d'infection des voies urinaires du malade chez lequel elle a été employée : puis on la met dans un tube spécial jusqu'à ce qu'il y en ait une quantité suffisante pour employer la stérilisation.

Procédé de M. Terrier. — Lorsque la sonde a servi, elle est grasse et septique; pour qu'elle puisse resservir, on l'essuie d'abord avec un peu d'ouate hydrophile pour la débarrasser du corps gras employé, puis on injecte dans son intérieur avec une seringue, de la solution de sublimé à 1/1000e; on la place ensuite entre deux couches d'ouate où on la laisse un ou plusieurs jours, jusqu'à ce qu'on ait assez de sondes à stériliser pour remplir un tube. Après la stérilisation, les sondes sont réparties dans leurs tubes respectifs.

Procédé de M. le Dr Fourcaud. — Quand une sonde a servi, on la lave extérieurement et intérieurement avec une solution de carbonate de soude à 2 0/0 : on l'essuie avec un tampon d'ouate hydrophile, puis elle est replacée dans son éprouvette jusqu'au lendemain. Le lavage au sublimé ou solution à 1/000e n'est pas nécessaire. Toutes les éprouvettes ou les tubes en verre qui servent au transport des sondes en ville peuvent être utilisés : il suffit d'y mettre au fond un fragment d'étoffe mercurielle.

c. **Conservation aseptique des sondes.** — La sonde stérilisée peut être conservée aseptique par d'autres procédés que celui que j'ai indiqué plus haut : c'est-à-dire leur conservation dans le tube même où elles ont été chauffées.

A l'hôpital, les instruments sont placés dans de grands plateaux en fonte émaillée de porcelaine, où ils plongent dans un bain de sublimé ou phéniqué.

M. Poncet, de Lyon, place les sondes au sortir de l'étuve dans de la poudre de talc, préalablement soumise à une température de 140°. Cette poudre très sèche, très fine et nullement hygrométrique est parfaitement propre à conserver le poli de la surface des sondes : les tiroirs qui la contiennent sont en cuivre ou en bois.

On peut aussi remplir de cette même poudre les tubes de verre contenant les sondes.

Ces tubes de verre peuvent être remplacés par une éprouvette unique, telle que l'a construite M. Creuzan, et dont nous avons parlé plus haut. Cette éprouvette assez large et assez haute pour contenir plusieurs sondes, porte à sa fermeture supérieure, une plaque percée de trous formant filière, le tout mis à l'abri de l'air par

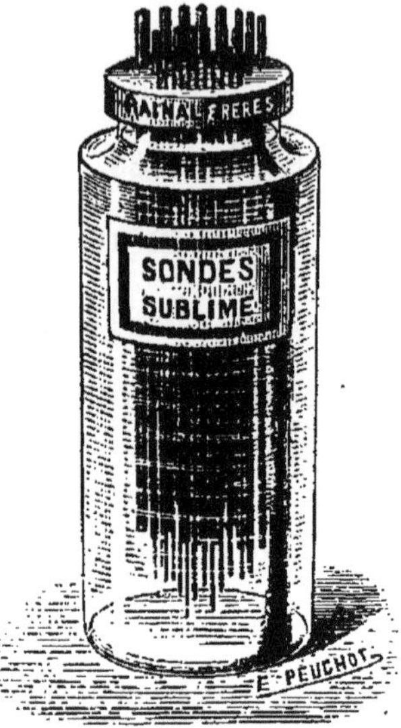

Fig. 27. — Éprouvette de Rainal frères.

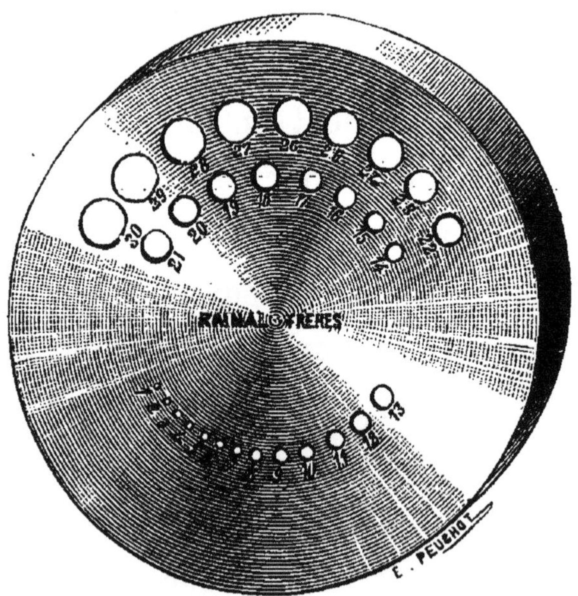

Fig. 28. — Couvercle filière de l'éprouvette de Rainal frères.

un couvercle. Cet appareil, excellent pour le cabinet, est peu portatif.

Un autre appareil dans le même genre a été construit par MM. Rainal frères (fig. 27 et 28.

d. **Graissage des sondes.** — Le graissage de tous ces instruments se fait avec de l'huile phéniquée stérilisée, de la vaseline boriquée, de la glycérine stérilisée. Tous ces liquides peuvent en outre être stérilisés par la chaleur. M. Guyon rejette avec raison la glycérine, qui graisse mal.

M. le Dr Fourcaud conseille de supprimer les corps gras divers destinés à enduire les instruments et de les remplacer par de l'huile d'olive mercurialisée. On prend un flacon bouché à l'émeri : on y place au fond une couche de mercure de 5 millimètres environ surmontée d'une épaisseur d'huile de 5 millimètres.

2°. — *Asepsie des sondes en caoutchouc rouge*

Les sondes en caoutchouc rouge, dites *sondes de Nélaton*, sont très faciles à désinfecter et à conserver aseptiques. Elles supportent une température élevée et ne sont pas altérées même par une solution de sublimé au 1/000e ou au 2/000e. Elles peuvent rester dans cette solution pendant six mois sans présenter d'autre altération qu'une légère augmentation de volume et un peu plus de mollesse. Une solution d'acide phénique à 5 0/0 est aussi utile.

Si on les conserve dans un endroit sec, on ne doit pas oublier de les étirer de temps en temps, lorsqu'on ne s'en sert pas : sans cela, elles durcissent et deviennent cassantes.

M. Ricard donne le procédé suivant : la sonde ayant été plongée quelques secondes dans l'eau bouillante, est retirée avec une pince propre, c'est-à-dire flambée et mise dans un flacon contenant une solution saturée d'acide borique. Un fil a été préalablement attaché à l'extrémité de la sonde; si l'on a soin de la fixer dans une incision faite au bouchon du flacon, on peut ainsi facilement retirer la sonde sans y toucher. De là, si on veut l'utiliser, on peut la placer dans un flacon plus petit, facilement transportable et dont l'idéal nous paraît réalisé par un tube à urine un peu long. Il va sans dire que les différents récipients, flacons, tubes à urine, auront été préalablement stérilisés. Il est ainsi pratiquement facile d'avoir toujours d'avance un flacon contenant plusieurs sondes.

3°. — *Asepsie des seringues à injections vésicales*

Plusieurs chirurgiens, regardant la stérilisaation complète des seringues comme impossible à obtenir, introduisent le liquide laveur dans l'urèthre ou dans la vessie avec un entonnoir en verre muni d'un petit tube de verre effilé monté sur un tube de caoutchouc, le tout se conservant dans un flacon d'eau boriquée.

Ce procédé serait excellent si, chirurgicalement, il pouvait toujours remplacer la seringue : mais cela n'est pas possible. Comme l'a écrit avec juste raison M. Albarran, la seringue n'est pas un simple réservoir dont le liquide est

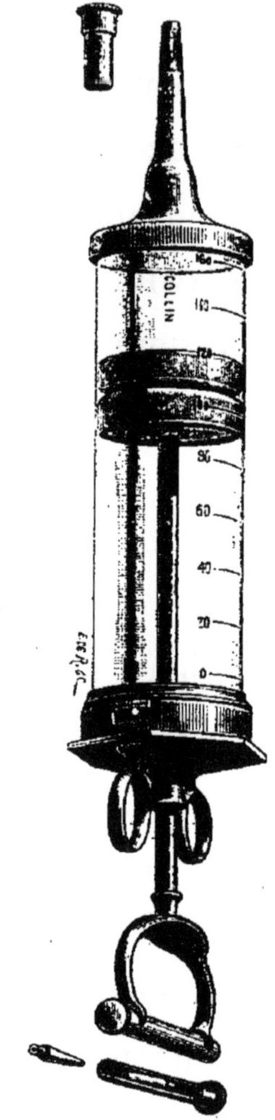

Fig. 29. — Seringue de M. le Professeur Guyon.

versé d'une manière inconsciente, mais bien un de nos meilleurs instruments d'exploration de la sensibilité vésicale, et rien, sous ce rapport, ne peut la remplacer.

M. Guyon a fait construire par M. Collin une seringue spéciale (fig. 29).

Cette seringue, dont la capacité est de 160 grammes, a un corps en verre gradué, ce qui permet de constater la propreté macroscopique du liquide contenu : la pièce de verre qui forme le corps de la seringue se termine dans la partie inférieure par une portion rétrécie sur laquelle est fixée par un pas de vis extérieur l'armature métallique qui forme le boutde l'instrument. Cette disposition a un double avantage : en premier lieu, on évite les impuretés qui pourraient s'accumuler dans un pas de vis ordinaire lequel serait en contact avec le liquide et, en second lieu, comme le piston n'arrive pas jusqu'à l'extrémité de l'instrument, il reste une petite partie qui forme une chambre toujours remplie du liquide antiseptique.

Le piston est graissé avec de l'huile phéniquée à 15 0/0 et lorsqu'on s'en est servi, on laisse la seringue pleine d'eau phéniquée à

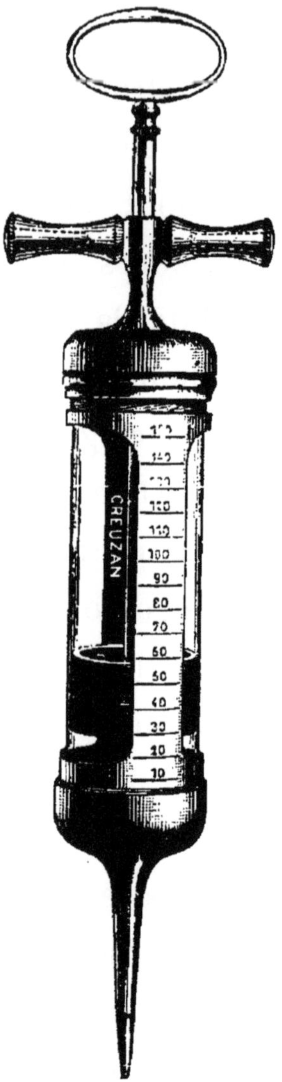

Fig. 30. — Seringue de M. le Dr Pousson.

5 0/0 jusqu'au lendemain : la petite solution

restante dans la portion inférieure du corps est, au besoin, suffisante.

En remplaçant le verre par des parois métalliques argentées, on peut substituer à l'eau phéniquée une solution argentique au 1/500e.

M. le Dr Pousson a imaginé une seringue antiseptique (fig. 30) qui a été construite par G. Creuzan, à Bordeaux. Cette seringue, destinée principalement à la chirurgie urinaire, peut également servir à la chirurgie générale et remplacer la seringue dite à hydrocèle. Elle se compose d'un corps de pompe en verre, muni d'armatures en métal argenté. Elle est ainsi inattaquable à la plupart des solutions antiseptiques et principalement à celles de nitrate d'argent, si fréquemment employées dans le traitement des maladies des voies urinaires. Les armatures et les angles sont tous arrondis pour pouvoir nettoyer facilement l'instrument. C'est dans le même but que les anneaux ont été remplacés par deux tiges transversales supportées par la douille dans laquelle passe la tige du piston. Ces tiges sont creuses et renferment les canules de rechange.

La capacité de l'instrument est de 200 grammes (1). Malgré cette augmentation de volume et malgré la présence des armatures métalliques, le poids de la nouvelle seringue est sensiblement le même que celui des anciennes. Enfin, il est facile de la démonter et de changer à peu de frais le corps de pompe, s'il vient à se briser.

Rappelons que les seringues qui servent aux injections argentiques n'ont pas besoin de stérilisation spéciale.

M. le Dr Desnos, pour éviter que le piston ne devienne septique, emploie le procédé suivant :

Il a, pour chaque seringue, un piston de rechange de sorte que quand l'un fonctionne, l'autre, mis en réserve, plonge constamment dans un bain d'huile phéniquée à 6 0/0 qui doit être souvent renouvelé ou porté à une haute

(1) Les seringues employées habituellement contiennent 160 grammes.

température. Il ne faut pas oublier, contre la valeur de ce procédé, que l'huile phéniquée, d'après Koch, n'a aucune valeur désinfectante et que le cuir du piston soumis à la chaleur humide, s'abîme très vite.

M. le Dr Reliquet pense que l'asepsie des instruments des voies urinaires doit être simplifiée le plus possible.

« Jusqu'à présent, dit-il, je ne me sers que de l'eau boriquée, de l'eau phéniquée et du cérat phéniqué, lavant toujours mes sondes avec de l'eau boriquée et laissant sécher sur elles l'eau boriquée. Elles sont toutes imprégnées de cet acide borique. Leurs yeux et leurs cavités en sont garnis de cristaux : de même pour ma seringue, qui est constamment en contact avec l'acide borique. Il y en a des cristaux dans la canule et dans la section intérieure du corps de pompe. »

4°. — *Asepsie du champ opératoire*

En ce qui concerne l'asepsie spéciale du champ

opératoire, les procédés sont les mêmes que ceux indiqués plus haut pour la chirurgie générale avec cette restriction de ne pas employor la solution phéniquée qui produit une irritation vive de la peau du scrotum. Le sublimé est excellent, mais il peut aussi produire l'irritation du prépuce.

L'eau bouillie salée, l'éther, le savon noir et l'alcool sont parfaitement suffisants pour donner une asepsie complète de l'endroit de la peau choisi comme lieu d'élection de l'incision.

β. Asepsie interne

Je n'ai pas grand chose à dire en ce qui concerne l'asepsie interne dans les maladies des voies urinaires, quand les urines sont en bon état et que les reins sont sains : lorsque les urines ont été reconnues normales, le médecin n'a à se préoccuper que de leur quantité : si cette dernière est trop faible ou si la dilution s'impose, le lait, les tisanes diurétiques sont utilisées avec avantage. En thèse générale, on peut dire que le lait joue toujours un grand rôle dans l'asepsie des voies urinaires : c'est le liquide par excellence dont l'emploi est préconisé par tous les médecins.

Les eaux minérales de Vittel, de Contrexeville, de Capvern, de Vichy, ont une réputation universelle pour combattre les gravelles uriques et phosphatiques.

ARTICLE III. — ANTISEPSIE CHIMIQUE OU ANTISEPSIE PROPREMENT DITE

α. Antisepsie chimique externe ou antisepsie proprement dite externe

§ 1er. — *Antisepsie générale externe*

L'antisepsie générale externe comprend tous les procédés d'antisepsie employés dans la chirurgie générale : elle n'aurait aucune utilité à être reproduite ici.

§ 2. — *Antisepsie spéciale externe : des antiseptiques employés dans les maladies des voies urinaires.*

Autant il est facile d'éviter la contamination des voies urinaires par les précautions indiquées au chapitre de l'asepsie, autant il est difficile de détruire les microbes une fois qu'ils sont établis dans les organes urinaires. S'il est encore possible de les atteindre dans l'urèthre et la vessie, et d'une façon très rare dans l'urétère, une opération est nécessaire pour les combattre dans les reins : il ne reste, dans ce dernier cas, que la ressource, très problématique, comme nous le verrons plus loin, de l'antisepsie interne.

L'antisepsie des organes urinaires est *externe* ou *interne* suivant que l'on agit directement sur eux ou indirectement par l'absorption buccale de médicaments antiseptiques.

La chaleur ne pouvant être employée, il ne reste que deux méthodes antiseptiques internes et externes : l'emploi des solutions dites antimicrobiennes et les lavages agissant surtout par la grande quantité de liquide employée.

Les antiseptiques externes doivent être utilisés quand les voies urinaires sont infectées, c'est-à-dire malheureusement dans les conditions où ils sont les plus dangereux. En effet, les malades infectés ont généralement les reins en assez mauvais état pour ne pas permettre l'élimination des médicaments : d'où crainte d'intoxication par ces médicaments antiseptiques.

Ce cercle vicieux, si préjudiciable au malade, montre combien il est urgent que le médecin prenne les plus grandes précautions aseptiques pour ne pas contaminer les organes excréteurs de l'urine.

Aussi M. le professeur Guyon a-t-il établi, avec une grande vérité, que l'antisepsie, pour être efficace dans les affections des voies urinaires, doit être surtout préventive.

Il résulte aussi de ce qui précède que le chirurgien ne devra employer les antiseptiques, dans la chirurgie des voies urinaires, à la dose ordinaire en chirurgie générale, qu'avant l'action du bistouri et agir avec la plus grande prudence en les introduisant dans les cavités urinaires.

Il serait bien long d'énumérer ici tous les antiseptiques employés : cette nomenclature, ainsi que le degré de force antimicrobienne des antiseptiques, a été souvent faite dans des ouvrages de technique générale (1).

Je m'occuperai surtout ici des deux principaux antiseptiques externes employés en chirurgie urinaire, en disant quelques mots des autres.

L'*acide borique*, essayé par M. le professeur Guyon sur les indications de M. Pasteur, et le *nitrate d'argent*, sont les deux antiseptiques dont l'emploi doit être le plus fréquent.

Le *sublimé* me paraît détestable, malgré le ré-

(1) Voyez Bocquillon-Limousin, *Formulaire de l'antisepsie et de la désinfection*. Paris, 1893.

sultat de différentes expériences faites pour combattre les cystites.

De même l'*acide phénique*, le *naphtol*, le *salol*, le *thymol*, étant peu solubles dans l'eau, sont peu utilisables dans l'antisepsie externe.

Les qualités que l'on doit exiger de tout antiseptique destiné à être introduit dans les cavités naturelles, sont :

1° Être très peu toxique à la dose utilisable ;

2° Pouvoir antiseptique suffisant pour tuer les microbes ou modifier le milieu;

3° Pas d'action caustique sur les muqueuses, aux doses nécessaires pour être utile;

4° Solubilité dans l'eau;

5° Action nulle sur les instruments;

Examinons maintenant les substances préconisées d'après ces données.

Acide borique. — « Mon auxiliaire le plus précieux dans tous les détails de la pratique de la chirurgie des voies urinaires », dit M. Guyon.

L'acide borique, que l'on trouve dans les régions volcaniques de différentes parties du monde et dans le borax et le borate de soude, se présente sous la forme de lamelles blanches, brillantes, non volatiles, onctueuses au toucher et de saveur faiblement acide. Il se dissout très difficilement dans l'eau à froid. A 100°, on peut en dissoudre 4 à 5 0/0. Aussi, pour préparer une solution boriquée, faut-il prendre de l'eau distillée, la porter à l'ébullition et à ce moment là seulement ajouter 40 grammes d'acide borique par litre d'eau, puis laisser bouillir pendant quelques minutes ; par le refroidissement, des cristaux se précipitent.

Comme il est trois fois moins actif que le phénol et cent fois moins que le sublimé, on peut se demander pourquoi son emploi est si répandu : c'est que : 1° il n'est pas toxique, ni irritant ; 2° son usage prolongé finit par produire un effet antimicrobien suffisant ; 3° les instruments qui sont saturés de cristaux d'acide borique sont aseptiques (Reliquet).

Scholtz a démontré qu'on peut augmenter beaucoup la solubilité de l'acide borique en y ajoutant une certaine proportion de magnésie.

Voici le tableau indiquant les proportions à employer pour 1 litre de solution.

Acide borique	Magnésie calcinée	Titre
50 gr.	1 gr. 25	5 0/0
60 gr.	2 gr. 50	6 0/0
70 gr.	3 gr. 75	7 0/0
80 gr.	5 gr. 00	8 0/0
90 gr.	6 gr. 25	9 0/0
100 gr.	7 gr. 50	10 0/0
110 gr.	8 gr. 75	11 0/0
120 gr.	10 gr. 00	12 0/0

Mais il ne faut pas employer des solutions trop concentrées, car il est à craindre qu'en cristallisant par suite de l'abaissement de température, l'acide n'arrive à former un noyau de calcul dans la vessie.

M. Mausier qui a fait des expérience à l'hôpital Necker en suivant les indications de Scholtz, est arrivé à obtenir des solutions limpides jusqu'à la température de 12 .

M. Mausier ajoute : « Le procédé de M. Scholtz fournit des liqueurs contenant, en outre d'une certaine proportion d'acide borique libre, un polyborate qui doit certainement jouir de propriétés non moins grandes que celles de l'acide borique, le borate de soude étant reconnu depuis longtemps un puissant antifermentescible. A propos de ce dernier sel, je dois dire que M. le professeur Guyon emploie dans son service, depuis quelques mois, une solution d'acide borique à 50 grammes par litre, maintenu à cet état de concentration à l'aide de 5 grammes de borate de soude, à la condition toutefois que la température ne soit pas inférieure à 18°. Cette solution paraît donner d'excellents résultats (1). »

En résumé, nous conseillons de faire exécuter la formule suivante :

Acide borique.	50 gr.
Biborate de soude	5 gr.
Eau distillée bouillante.	945 gr.

On aura, avec ce médicament, une bonne asepsie, mais malheureusement un modificateur

(1) *Annales des maladies des organes génito-urinaires*, févr. 88, p. 140.

bien peu puissant des muqueuses attaquées par une suppuration ancienne.

C'est donc à une autre substance antiseptique qu'il faut s'adresser pour obtenir ce dernier résultat.

Nitrate d'argent. — Les auteurs sont d'avis que l'antiseptique par excellence, qui constitue en même temps le plus puissant modificateur de la muqueuse vésicale est le nitrate d'argent (Guyon).

Le nitrate d'argent s'emploie en injections, lavages et instillations.

Les injections et lavages vésicaux et uréthraux se font avec une solution qui va de 1/500e à 1/150e, la première étant la plus employée.

Les instillations sont pratiquées avec une solution concentrée de 1/100e à 1/20e et même 1/15e, à la dose de quelques gouttes.

Le nitrate d'argent, comme microbicide, à 1/100e, doit être placé sur le même rang que le thymol à 1/100e et le sublimé à 1/1000e : mais il ne faut pas oublier qu'il a l'inconvénient d'être caustique et de tâcher le linge.

Le nitrate d'argent a une action microbicide réelle contre le *gonococcus*.

La solution de nitrate d'argent doit être fraîche, c'est-à-dire qu'il faut la renouveler toutes les six semaines environ et pendant cette période la conserver dans un flacon noir.

M. le professeur Guyon a développé dans une leçon clinique les avantages et les inconvénients du nitrate d'argent dans la chirurgie des voies urinaires. En voici l'analyse.

Le nitrate d'argent est employé depuis longtemps dans le traitement des affections des muqueuses en général et de celles des voies urinaires en particulier ; c'est à Mercier que revient le mérite d'avoir vulgarisé l'emploi du nitrate d'argent dans les affections vésicales. M. Guyon préconise l'emploi du sel d'argent en solution contre les lésions chroniques de la blennorrhagie uréthrale. Pour les injections vésicales, il use d'une solution au 1/500e, 1/300e, 1/100e. Pour les instillations uréthrales, le titre des solutions employées varie de 1 à 5 0/0. Dépasser cette dernière dose est toujours dangereux. Cet agent, malgré ces précieux avantages, ne convient pas dans toutes les cystites : il provoque des hématuries dans les cystites tuberculeuses, quoiqu'il puisse être considéré dans d'autres circonstances comme le meilleur et le plus sûr hémostatique. Avec lui, on fait cesser immédiatement, en vingt-quatre heures au plus, les hématuries terminales, parfois abondantes, des cystites blennorrhagiques suraiguës. On peut donc l'employer avec succès dans toutes les variétés d'inflammations hémorrhagiques de la vessie, excepté la tuberculose et les néoplasmes, mais il ne faut pas que les doses soient trop fortes.

La solution argentique est vraiment active dans les inflammations suppuratives de la vessie, surtout quand il ne se lie pas à ces inflammations, celles du haut appareil urinaire, reins, urétères ; dans ces cas, l'amélioration n'est que passagère. Il est, enfin, des cas de lésions invétérées, limitées à la vessie, contre lesquelles le nitrate d'argent reste impuissant, jeunes blennorrhagiques, vieux prostatiques.

Il est à remarquer qu'une instillation argentique n'est jamais suivie de fièvre : par conséquent,par ce fait, on est conduit à penser, qu'indépendamment de son action modificatrice sur la paroi, le nitrate d'argent agit aussi en détruisant les microorganismes uréthraux. Le nitrate d'argent rend d'ailleurs les seringues aseptiques, ce qui permet d'employer le nitrate d'argent comme antiseptique.

D'après les expériences de laboratoire, le nitrate d'argent arrête le développement des cultures.

Sublimé. — Le sublimé tour à tour employé puis abandonné vient d'être de nouveau préconisé par M. le professeur Guyon dans les cas de cystite tuberculeuse et même de cystite simple.

Cependant, il doit être manié avec la plus grande prudence, et, pour ma part, je l'ai complètement laissé de côté, malgré sa grande supériorité antiseptique, aussi bien dans le traitement des affections de la vessie que dans celui de la blennorrhagie uréthrale.

La dilution à 1/20000e amène la destruction des bactéries dans les bouillons de culture : c'est donc un des meilleurs antiseptiques, mais il a une action irritante sur la peau ; il est très toxique, surtout chez les malades atteints d'affection rénale ; en outre il attaque fortement les métaux et les instruments de chirurgie en gomme.

La solution principale est la liqueur de Van Swieten diluée.

On fait d'abord une solution avec :

Bichlorure de mercure	1 gr.
Alcool à 90°	40 gr.
Eau distillée	1 litre

Puis on n'a qu'à étendre cette solution avec des proportions doubles ou triples, etc., d'eau distillée bouillie pour avoir des solutions de force décroissante à 1/2000e, 1/3000e, etc.

L'alcool peut être remplacé par le chlorure de sodium ou le chlorhydrate d'ammoniaque.

La solution devient alors, suivant la formule :

Bichlorure de mercure	1 gr.
Chlorure de sodium ou chlorhydrate d'ammoniaque	1 gr.
Eau distillée bouillie.	1 lit.

Cette solution peut être colorée (5 centigr. de fuschine par litre).

Pour la préparer instantanément, on peut se servir soit de pastilles composées à parties égales de 1 gramme de bichlorure de mercure et de chlorure de sodium. Chaque pastille donne 1 litre de solution, soit de papier préparé de telle sorte qu'une feuille contenant 0 gr. 50 de sublimé plongée dans 2 litres d'eau donne une solution.

Les solutions à 1/100e, 2/100e servent à conserver les soies à ligatures, le catgut.

Biiodure de mercure. — Il a une action plus énergique avec une solution plus faible et une propriété irritante moins grande,

Biiodure de mercure.	0 gr. 10
Alcool à 90°.	20 gr.
Eau distillée	1 litre

Iodoforme. — L'iodoforme est insoluble dans l'eau, soluble dans 80 parties d'alcool à 90° à froid : il a une odeur désagréable qui peut être masquée par les procédés suivants :

On peut employer.

1 partie de café pulvérisé	pour	2	parties d'iodoforme.
0 gr. 05 d'acide phénique	—	10	—
5 parties de camphre et 2 d'essence de menthe	—	15	—
2 gouttes d'essence de roses	—	1	—
1 gr. de courvarine	—	5	—

Le grand inconvénient de l'iodoforme, c'est qu'il ne peut être employé en injections, étant insoluble.

M. Oker-Blun a essayé de tourner la difficulté en employant l'iodoforme éthéré huileux, suivant cette formule.

Iodoforme	2 gr.
Éther sulfurique	} ââ 7 gr.
Huile d'olive.	}

L'iodoforme est complètement dissous dans l'éther (1 gramme d'iodoforme se dissout dans 5 grammes d'éther). L'huile d'olive n'est ajoutée que pour adoucir l'irritation que produit l'éther sur la muqueuse vésicale.

Acide phénique. — L'acide phénique, qui a joui d'une si grande vogue au début de l'antisepsie chirurgicale, est abandonné de plus en plus : il a le désavantage d'être douloureux et irritant même à la dose où il est peu puissant comme antiseptique. La solution à 2,5 0/0 détermine une douleur intolérable dans la vessie. En outre, l'acide phénique produit facilement de l'érythème des parties génitales et aussi parfois une sensation de brûlure désagréable : s'il n'attaque pas trop les métaux, il détériore les instruments en gomme.

Cependant, il peut rendre quelques services en lavages à une solution à 1/400e et dans les opérations comme nous le verrons plus loin à la solution de 5 0/0.

Salol, naphtol, thymol. — Le salol, le naphtol, le thymol étant insolubles dans l'eau ne peuvent guère être employés dans l'antisepsie externe; aussi doivent-ils être abandonnés en chirurgie, sauf pour les compresses; il sont utilisés dans l'antisepsie interne intestinale et des voies urinaires.

Microcidine. — M. le Dr Mabboux a fait des expériences sur un nouveau produit, la microcidine, préparée sur les indications du Dr Berlioz.

La microcidine est composée de naphtol et de soude caustique.

Les injections à 3/1000e ne déterminent aucune sensation pénible dans la vessie.

M. Mabboux est arrivé aux conclusions suivantes :

La microcidine remplit toutes les conditions requises pour l'antisepsie externe des voies urinaires : sa grande solubilité dans l'eau, son défaut absolu de causticité et de toxicité, son indifférence vis-à-vis des instruments et du linge la rendent d'un emploi facile et inoffensif.

La solution à 3/1000e a une efficacité suffisante pour répondre à tous les besoins de l'antisepsie chirurgicale : cette solution n'est pas douloureuse pour l'urèthre et pour la vessie.

Les lavages faits avec cette solution dans le cas de cystite chronique ont une action supérieure à celle de la solution boriquée à 40 0/000 ; leur efficacité les place immédiatement après les lavages au nitrate d'argent et au sublimé sur lesquels ils ont l'avantage de ne pas causer de douleurs et de pouvoir être souvent renouvelés sans le moindre danger.

Eau salée. — L'eau salée est de plus en plus employée dans la chirurgie. M. Tavel donne les motifs suivants qui militent en faveur de son emploi.

Pouvoir antiseptique certain; l'adjonction du sel à l'eau élève le point d'ébullition de cette dernière, ce qui a de l'importance au point de vue de la stérilité : l'eau salée dissout plus facilement le sublimé que l'eau ordinaire : l'eau salée n'abîme pas à la longue les mains du chirurgien comme le font les autres solutions antiseptiques. Enfin, tandis que l'eau irrite les tissus et nuit à leurs propriétés physiologiques, l'eau salée, en diluant les sucs de l'organisme, ne leur enlève pas leurs propriétés bactéricides et ne nuit en aucune façon à la faculté de résorption de certains organes tels que le péritoine.

Les expériences de M. Tavel prouvent, d'autre part, qu'il suffit d'une ébullition d'un quart d'heure pour que tous les germes soient tués, tandis qu'avec de l'eau ordinaire, il faut une demi-heure à une heure d'ébullition.

La force de la solution est de 7 grammes de sel par litre d'eau.

Par contre, les instruments sont fortement endommagés.

D'après Fritsch, la solution d'eau salée à 6 gr. par litre doit remplacer les autres solutions antiseptiques, car l'emploi de cette méthode, très facile à appliquer, diminue les douleurs post-opératoire et avance la guérison.

J'ajouterai, que depuis deux ans, je n'emploie

plus que l'eau bouillie salée et je m'en trouve très bien.

Son pouvoir microbicide la place après le sublimé et le naphtol. Elle est 20 fois plus antiseptique que l'acide borique.

Les solutions à 3, 4 et 5 0/000, n'ont aucune action irritante sur les organes génito-urinaires.

De toute cette étude, il est facile de conclure que quatre antiseptiques sont généralement employés dans la chirurgie des voies urinaires : l'*acide borique*, le *nitrate d'argent*, le *sublimé*, l'*acide phénique*.

L'*acide borique* et le *nitrate d'argent* sont utilisés surtout en lavages, injections et instillations.

Le *sublimé* n'est employé en instillations et en injections que rarement;

L'*acide phénique* sert principalement dans les opérations et avant l'ouverture des cavités.

J'ajouterai que j'emploie souvent, comme je l'ai dit plus haut, l'*eau distillée bouillie salée ;*

elle me paraît devoir, de plus en plus, tenir une place importante dans la chirurgie antiseptique.

β — Antisepsie chimique interne, ou Antisepsie proprement dite interne

Nous avons vu que l'urine normale prise dans les voies urinaires est aseptique, que celle de la miction peut contenir des microbes venant de l'urèthre, qu'en fait, en usant avec la plus grande rigueur de l'asepsie, on ne pouvait avoir qu'une seule voie d'infection, c'était le refoulement des microbes de l'urèthre dans la vessie par le cathétérisme, contamination très rare et qui est atténuée par les lavages uréthraux avant l'introduction de tout instrument.

Mais nous avons vu aussi qu'une fois les voies urinaires infectées, la partie supérieure de ces voies était en dehors de notre atteinte et que pour la partie inférieure, quoique beaucoup plus accessible, nous ne devions attendre de l'antisepsie qu'une efficacité très limitée.

Les liquides antiseptiques ne pouvant être employés qu'à faible dose pour ne pas être irritants, ne pouvant rester que très peu de temps dans la vessie, ont une action microbicide très faible sur le liquide infecté. En outre, le canal de l'urèthre contient des diverticulum, des plis, des ouvertures de glandes, autant de difficultés pour atteindre, par les antiseptiques, les microbes qui se sont cachés dans les anfractuosités, de même dans la vessie.

Devant ces résultats négatifs de l'antisepsie externe, les voies supérieures étant infectées, il y avait lieu de se demander s'il ne serait pas possible d'attaquer l'infection par une autre voie, si une méthode antiseptique par la médication interne ne donnerait pas un résultat favorable, surtout pour les voies supérieures inaccessibles à nos moyens directs. Ce raisonnement frappa les chirurgiens et, dès le début de l'application de la méthode pastorienne, la voie stomacale fut utilisée pour l'asepsie interne dans la chirurgie des voies urinaires.

Acide borique. — En 1878, M. le professeur Guyon essaya l'emploi de l'acide borique à l'intérieur : les résultats ne furent pas heureux, et les maux d'estomac occasionnés par l'ingestion du médicament forcèrent à suspendre ce dernier.

Le 27 janvier 1888, M. Gaucher fit une communication à la Société médicale des hôpitaux, dans laquelle il vanta l'emploi à l'intérieur de l'acide borique dans les affections des voies urinaires. D'abord, dit-il, l'acide borique est peu toxique, puisqu'il faut une dose quotidienne de 75 grammes d'acide borique continuée pendant 10 jours pour empoisonner un adulte de poids moyen. Il a administré l'acide borique à la dose de 1 gramme par jour à des vieillards atteints de cystite par suite d'hypertrophie prostatique. Les urines, qui étaient troubles et chargées de pus, se sont éclaircies en quelques jours. Il pense que l'acide borique est plus utile que le biborate, qu'il agit avec plus d'efficacité que le borax et qu'enfin il n'est ni astringent, ni styptique, ni désagréable au goût.

Quoi qu'il en soit, l'acide borique est aujourd'hui délaissé.

Naphtol, bétol, thymol, biborate de soude. — Le naphtol, le bétol, le thymol et le biborate de soude à haute dose, proposé par M. Terrier (1), ont été aussi abandonnés.

Il est un point que l'on ne doit pas perdre de vue quand il s'agit de l'antisepsie interne en ce qui concerne les affections des voies urinaires, c'est que les malades auxquels elle s'adresse ont déjà des troubles digestifs qui leur font très mal supporter la nourriture ordinaire, à plus forte raison les médicaments qui augmentent les affections stomacales.

Microcidine. — Si je laisse de côté la microcidine, que M. le Dr Mabboux dit avoir employé avec de bons résultats dans quatre cas de pyélo-néphrite calculeuse et dans six cas de cystite chronique suppurée, à la dose de 2 grammes dans les vingt-quatre heures, médicament qui a

(1) Terrier, *Société de chirurgie*, 1886.

encore besoin d'être étudié, il ne reste comme antiseptique interne actuellement utilisé que le salol.

Salol. — Le salol, poudre cristalline blanchâtre, insoluble dans l'eau, a été découvert par le professeur Nencki et étudié à Berne par le Dr Sahlé.

Le salol se dédouble dans l'économie en acide phénique et en acide salicylique : ce dernier acide étant éliminé par les reins peut rendre l'urine aseptique.

Une première communication sur ce sujet fut faite par le Dr Dreyfus à la Société médicale des hôpitaux (22 nov. 89). S'inspirant de cette communication et des travaux de Sahlé, Lejeune, de Nencki, M. le Dr Bazy essaya le salol et a relaté ses résultats (1).

Voici ses conclusions.

Le salol est bien supporté, même par les es-

(1) Bazy, *Semaine médicale*, 5 mai 1890.

tomacs les plus délicats et les plus rebelles, comme le sont ceux des malades atteints de rétention incomplète avec distension. Son pouvoir antiseptique est très net, puisque l'on retrouve toujours la présence de l'acide salicylique dans l'urine au moyen de la coloration violette produite par le perchlorure de fer. L'élimination se fait en général le premier jour, mais elle peut attendre vingt-quatre heures : elle peut persister pendant deux ou trois jours et même plus longtemps après la cessation du médicament. Ce moment de l'éliminaion doit varier avec les doses, l'état des urines, etc.

M. Bazy admet que l'utilité incontestable du salol existe dans les cas où l'asepsie peut difficilement être faite, retrécissements peu dilatés, difficulté ou impossibilité de cathétérisme et des prostatiques, infection des voies urinaires supérieures.

Il ajoute que l'antisepsie par la voie rénale ne peut pas remplacer l'asepsie opératoire; mais, par contre, l'asepsie instrumentale peut être insuffisante et alors le salol doit être employé.

La salol est prescrit à la dose de 1 gramme avant le repas, soit pur, soit associé au bicarbonate de soude et au salicylate de bismuth : on peut pousser la dose sans inconvénients jusqu'à 3 ou 4 grammes par jour.

M. le professeur Fréd. Gross (de Nancy), préconise aussi le salol (1).

« On a préconisé le benzoate de soude, l'acide benzoïque, les préparations mercurielles : mais c'est le salol, qui, jusqu'ici, semble devoir avoir la préférence... On en donne 3 à 4 grammes par jour : cette dose peut même être élevée jusqu'à 7 à 8 grammes : il est toutefois prudent de ne pas aller jusque-là. Lorsque les reins sont malades et qu'il y a de la fièvre, les urines peuvent quelquefois devenir noires par élimination d'acide phénique ; ce fait ne devra pas empêcher de continuer l'administration du salol.

« Le salol est indiqué dans les cystites, con-

(1) Gross, *Nouveaux éléments de pathologie et de clinique chirurgicales* (1893).

jointement avec les antiseptiques directs, mais surtout chez les rétrécis, les prostatiques dont les voies urinaires sont atteintes et qu'il est impossible de cathétériser, enfin chez tous les urinaires auxquels on doit pratiquer une opération : en un mot, le salol rend surtout des services chez les malades qui sont exposés à des infections, soit en apparence spontanées, soit provoquées par le cathétérisme. Il peut rendre de signalés services dans le cas où on doit pratiquer des opérations sur des malades à urines septiques, aux rétrécis qui doivent se sonder eux-mêmes pour entretenir leur canal et dont les urines ne sont pas irréprochables. »

M. le Dr Keyes, de New-York, a pris l'habitude de donner aux malades 3 gr. 50 de salol par jour, pendant les quarante-huit heures qui précèdent l'opération : puis, pendant les deux jours qui la suivent, on donne 0 gr. 60 de diurétine toutes les quatre heures. De cette façon, ajoute l'auteur, les frissons et la rétention d'urine sont toujours sûrement évités. La diurétine, composée de théobromine et de salicylate de soude, est un excellent diurétique qui n'irrite pas l'estomac et n'a aucune action nocive sur le cœur.

« Dans les affections des voies génito-urinaires, écrit M. Egasse, le salol paraît, *à priori* du moins, devoir exercer une action des plus utiles, car ses produits de dédoublement se retrouvent dans l'urine. En l'administrant à l'intérieur, on évite les inconvénients qui résultent du lavage de la vessie, et surtout, dans les cas de retrécissements, de la pratique du cathétérisme, lequel peut, malgré toutes les précautions prises, produire des érosions qui sont une nouvelle porte ouverte à l'infection. Aussi a-t-il donné de bons résultats dans l'uréthrite, le catarrhe vésical, tant chez l'adulte que chez l'enfant, soit seul, soit associé aux balsamiques. Son usage sous forme d'injections n'a pas aussi bien réussi, ce qui était inévitable, car il n'agit qu'en se décomposant, et son dédoublement est incomplet ou nul dans le milieu où l'injection est faite. Il le cède, sous ce rapport, aux antiseptiques plus énergiques et dont l'action est aujourd'hui bien connue. »

Potion au salol

Salol — enfants de six mois à six ans, 0, 10 à 1 gr. — au delà, 2 gr. — adultes . . . . 2 à 4 gr.
Gomme arabique . . . . 5 gr.
Gomme adragante . . . . 20 gr.
Sirop de sucre . . . . 30 gr.
Eau . . . . 120 gr.

On peut faire dissoudre le salol dans le baume de copahu, dont l'action vient s'ajouter à la sienne.

Cachets médicamenteux

Salol . . . .
Salicylate de bismuth . . . . . . } ââ 10 gr.
Bicarbonate de soude . . . . . .

En 30 cachets : 1 cachet avant le déjeuner et le dîner.

D'autres expériences ont été faites par des médecins français et étrangers, M. Talamon et MM. les Drs. Lane et Hirtz pour la blennorrhagie.

Ces résultats devraient donc encourager les

médecins à employer ce médicament; cependant, il y a le revers de la médaille.

Le salol peut augmenter l'albuminurie quand les reins sont altérés; on a cité des faits d'empoisonnement avec symptômes urémiques chez des sujets dont les reins étaient malades, c'est-à-dire chez ceux où l'emploi du médicament est le plus nécessaire.

Des chirurgiens n'ont pas eu à se féliciter du salol.

M. Tuffier écrit ceci :

« Les solutions boratées, le salol que j'ai essayé avec persistance depuis deux ans ne peuvent donner qu'une asepsie relative et en voici la raison. Pour être réellement antiseptiques, ces substances doivent être données à haute dose. L'intolérance gastrique, si fréquente chez les urinaires, s'y refuse souvent. J'ai été obligé d'abandonner les hautes doses de salol, qui ne peuvent être longtemps tolérées. Nous sommes réduits, de ce côté, à un moyen certainement efficace (il m'a permis de rendre plus claires des urines de pyélitiques), moyen qui n'est pas à dédaigner, mais qui est insuffisant. »

M. Albarran, qui a expérimenté le salol à l'hôpital Necker, n'a pas réussi dans ses expériences.

« En résumé, d'après ce que nous avons observé, dit-il, le salol n'agit pas d'une manière sensible sur les suppurations des voies urinaires. M. Bazy a essayé ce médicament dans des conditions différentes pour prévenir les accidents fébriles chez des individus prédisposés aux accès de fivère, et il en a obtenu de bons résultats, notamment dans le cathétérisme. Nos conclusions ne sont pas en contradiction avec les siennes, et, en raison de ce fait que les urines saines laissent cultiver moins facilement la bactérie pyogène lorsqu'on prend du salol, on pourrait administrer ce médicament à l'intérieur deux ou trois jours avant de pratiquer une opération sur les voies urinaires. Le principal argument à invoquer en faveur de cette manière de faire nous paraît être l'innocuité du salol qui a été bien constatée ».

« Si parfois, lorsqu'on l'associe aux balsamiques, on voit une certaine amélioration dans la blennorrhagie ou la cystite, jamais on ne constate le moindre symptôme favorable lorsque le rein est atteint : la quantité de pus reste la même, et on y trouve un grand nombre de micro-organismes. »

Robert a signalé les dangers que présente l'absorption du salol à doses élevées et il a attribué les accidents qui se produisent à l'acide phénique qui résulte du dédoublement du salol dans l'économie. Si l'on songe que le salol renferme 40 0/0 d'acide phénique, on comprend que les reins puissent être défavorablement impressionnés quand la dose du salol ingéré est assez considérable. Avec 6 grammes par exemple de salol, il se forme 2 gr. 40 d'acide phénique, quantité qui dépasse de beaucoup la dose maximum à laquelle cet acide peut être administré.

Hesselbach a confirmé cette opinion par des expériences pratiquées sur les animaux, auxquels il a administré de l'acide salicylique et de l'acide phénique : les intoxications du salol sont les mêmes que celles de l'acide phénique. Il y a donc lieu de ne pas dépasser la dose de 3 à 4 grammes et d'y joindre du sulfate de soude. Il est contre-indiqué chez les malades atteints d'une affection rénale inflammatoire, soit aiguë, soit chronique; car, dans ces cas, son emploi peut occasionner la mort.

De leur côté, MM. Petit et Wassermann concluent que les urines des malades qui ont absorbé même de grandes quantités du médicament n'ont pas un pouvoir bactéricide marqué et contiennent un grand nombre de microbes pathogènes.

On peut donc dire que, pour l'emploi du salol, les avis sont partagés.

Devant des opinions aussi contradictoires, émanant de chirurgiens compétents, il est difficile de conclure sur la nécessité d'administrer ce médicament. Je l'emploie, pour ma part, à faibles doses, pendant deux ou trois jours avant et après chaque opération, mais, je l'avoue, sans grande conviction.

M. le professeur Guyon, à la fin d'une leçon sur l'antisepsie urinaire, a résumé en quelques lignes le rôle de l'asepsie et de l'antisepsie dans la chirurgie des voies urinaires.

Le nitrate d'argent et l'acide borique sont les agents qui répondent le mieux aux nécessités de la pratique de la chirurgie des voies urinaires.

Chez les urinaires aseptiques, l'antisepsie chirurgicale suffit pour empêcher l'infection.

Chez les urinaires septiques, il est encore possible d'agir avec sécurité, à la condition d'être bien convaincu que c'est surtout de la vessie qu'il faut s'occuper.

Pour l'antisepsie médicale, le salol n'a pas donné de résultats, le biborate de soude éclaircit les urines, mais ce n'est pas là une garantie d'asepticité.

CHAPITRE V

L'asepsie et l'antisepsie dans la thérapeutique des voies urinaires

ARTICLE PREMIER. — L'ANTISEPSIE DANS LE TRAITEMENT DE LA BLENNORRHAGIE

§ 1er — *Le gonococcus de Neisser*

M. Hallé, après avoir donné la nomenclature des microbes qui sont la cause de affection urinaire, écrit : « Vous ne vous étonnerez pas de me voir clore cette liste sans y inscrire pourtant deux microbes bien pathogènes pour l'appareil urinaire : le *bacille tuberculeux* et *gonocoque* (1).

« L'infection par le bacille de Koch est trop

(1) Hallé, *L'infection urinaire* (*Annales des maladies génito-urinaires*, févr. 92).

spéciale dans son invasion, sa marche, ses lésions locales et ses symptômes généraux pour qu'on puisse sans violence la faire rentrer dans le cadre de l'infection urinaire : elle mérite toute une étude à part.

« Quant au gonocoque de Neisser, bien sûrement pathogène pour l'urèthre, on ne peut lui attribuer avec sûreté aucune des complications locales et générales de la blennorrhagie. Des travaux les plus récents se dégage la notion que les complications blennorrhagiques sont le fait, non pas de l'infection gonococcique primitive, mais d'infections secondaires : il faut donc garder la plus grande réserve au sujet des cystites, néphrites et infections attribuées au gonocoque. »

J'ai cité *in extenso* ce passage de la leçon, d'abord parce qu'il est en parfaite communauté d'idées avec ma manière de voir et que je n'aurais pas mieux exprimé cette dernière, ensuite parce qu'il explique pourquoi je ne me suis pas occupé de ces deux microbes dans le cours de cette étude bactériologique.

Cependant, je crois qu'il est utile de décrire, dans un chapitre à part, non pas le bacille de la tuberculose et ses complications, mais le *gonococcus* de Neisser, ce dernier se rapportant presque uniquement aux organes génito-urinaires et étant, en grande partie, la cause première d'une affection qui peut avoir, par ses complications, un très grand retentissement sur les voies urinaires, le rétrécissement uréthral.

En 1879, Neisser démontra, dans le pus de la blennorrhagie, l'existence d'un *coccus* qu'il affirma être la cause essentielle de l'affection et qu'il nomma *gonococcus*.

Ces *cocci* ont pour caractères pathognomoniques :

1° Leur disposition en amas dans l'intérieur des cellules du pus, sans envahir le noyau ;

2° Le liquide de Gram ne fixe pas sur eux les couleurs d'aniline, comme il le fait pour la plupart des autres microbes.

Les procédés pour reconnaître ce microbe sont à la portée de tous les praticiens.

Après avoir placé une goutte du pus incriminé sur une lamelle et laissé sécher, on fait tomber dessus une goutte de solution alcoolique saturée de violet connu sous le nom de *violet* 5 *B* ou une goutte d'une solution de fuschine. Après une minute de contact, on lave à grande eau et on enlève l'eau à l'aide du papier buvard. On aperçoit sous le microscope, avec un grossissement de trois cents fois, les *gonococci* dans les globules de pus, comme les granulations qu'on voit par transparence à l'intérieur d'une groseille mûre.

Si l'on garde sur la nature des *gonococci* quelque hésitation, il suffira de soumettre pendant deux ou trois minutes la préparation à l'action du liquide de Gram, puis de traiter par l'alcool : si les *cocci* sont décolorés en même temps que les éléments anatomiques, on peut affirmer sans réserve que ce sont bien ceux de Neisser.

Buman en donne la description suivante : On peut voir le *gonococcus* sans aucun réactif; il a alors l'aspect d'un corps arrondi, punctiforme. Suivant la position de l'objectif, il semble tantôt s'obscurcir, tantôt se différencier des cellules environnantes par une teinte plus claire et un état particulier. En général, il est animé d'un mouvement rotatoire ou oscillant très rapide : il a la

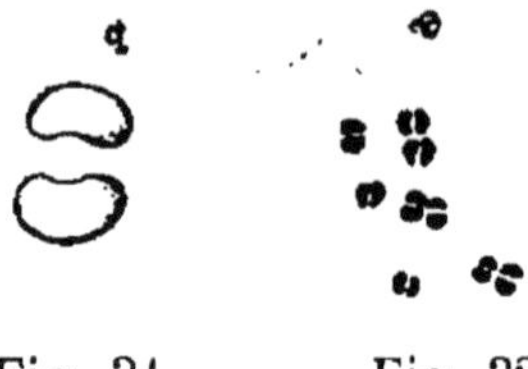

Fig. 31. Fig. 32.

Fig. 31. — *Gonococcus* de Neisser, d'après Duman, élément pris dans une culture (1200/1).

Fig. 32. — *Gonococcus* de Neisser, forme schématique d'un couple.

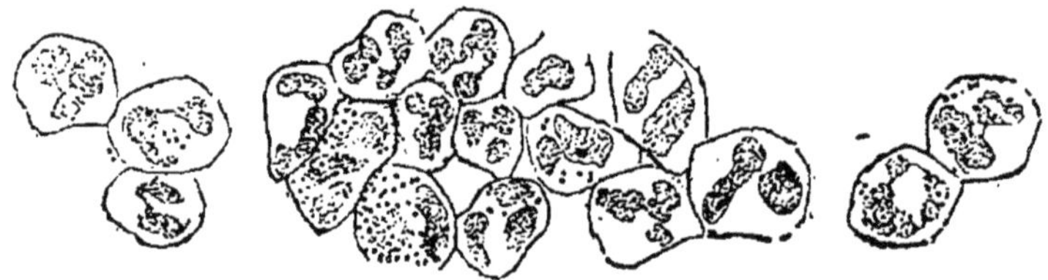

Fig. 33. Fig. 34. Fig. 35.

Fig. 33, 34 et 35. — *Gonococcus* de Neisser, blennorrhagie aigüe, deuxième jour de l'écoulement (grossissement 600/1).

forme d'un ovale allongé : une fente le divise par le milieu en deux moitiés et lui donne la forme caractéristique d'un biscuit : il s'agglomère en tas, mais n'est jamais disposé en chaînettes. Sa longueur moyenne est de 1,25 μ (fig. 31 à 35).

Dès que ce microbe fut découvert, on conçut les plus grandes espérances du traitement de la blennorrhagie par les médicaments antiseptiques et ces derniers furent et sont encore très essayés. Ce qui est remarquable, c'est que la pratique ne donna pas raison à la théorie, et, suivant l'avis de la généralité des médecins, avis que je partage, les espérances conçues *à priori* ont été trompées d'une façon complète. Les astringents sont, au contraire, les meilleurs auxiliaires dans le traitement de la blennorrhagie, sans qu'il y en ait un de spécial. Ce qu'il est donc important de retenir c'est que la théorie des gonocoques n'a eu aucune influence sur la thérapeutique de la blennorrhagie.

§ 2. — *Antisepsie uréthrale. Pratique des injections antiblennorrhagiques*

Si les antiseptiques ne sont pas utiles dans le traitement de la blennorrhagie, il n'en est pas moins important d'étudier quelques points de la pratique des injections, au point de vue de la manière de les faire et de l'antisepsie uréthrale.

Nous savons que l'urèthre antérieur contient, à l'état normal, des microbes pathogènes : d'un autre côté, dans les premiers temps de la blennorrhagie, les *gonococci* sont situés dans ce même urèthre antérieur; ceci établi, des médecins ont craint que l'injection ait pour principal inconvénient de refouler en arrière dans la vessie les microbes contenus dans l'urèthre antérieur. Aussi ont-ils conseillé d'introduire une sonde très profondément pour que le liquide soit injecté d'arrière en avant. Cette pratique, bonne, comme on le verra plus loin, pour les lavages, n'est pas utile pour les injections.

Zeissl émet la même idée : l'entraînement mécanique du contage dans les régions profondes ne semble guère admissible, si l'on songe que le liquide injecté coagule la sécrétion mucopurulente et lui fait perdre son pouvoir contagieux. Ce raisonnement me paraît juste.

Les injections sont donc utiles et sans danger. Elles seront faites avec une seringue : la seringue ordinaire en verre a été modifiée : il est nécessaire que l'extrémité ne soit pas en verre pour ne pas être trop fragile : elle sera en gutta-percha ou en caoutchouc durci : le piston sera à double parachute et en sureau ou en cuir. Les Allemands conseillent le bec de la seringue en forme conique pour se fixer plus exactement au méat qu'il doit obturer complètement et éviter ainsi une introduction trop profonde de ce bec dans le méat.

J'ai toujours préféré le bec avec renflement en caoutchouc durci : il est très facile avec celui-ci de fermer hermétiquement le méat et l'introduction n'a jamais une profondeur exagérée avec cette forme. Ce qui est une invention heureuse, c'est la graduation du corps de pompe en centimètres cubes, permettant ainsi de dire exactement au malade la quantité de liquide qu'il peut injecter dans son urèthre. Les urèthres antérieurs ne contiennent pas plus de 3 à 5 centimètres cubes.

On a proposé de doser, pour ainsi dire, la capacité du canal contaminé par une injection préalable; je ne crois pas cette petite opération utile, si l'on emploie le procédé suivant que j'indique depuis longtemps à mes clients.

Le malade choisit une seringue dont le corps de pompe contient environ 5 à 6 centimètres cubes de liquide; l'extrémité est renflée et est

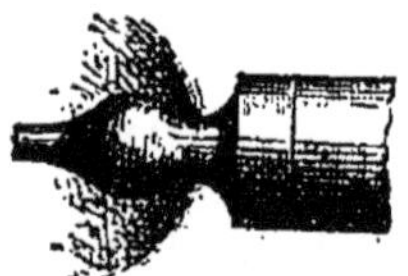

Fig. 36. — Extrémité renflée de la seringue, en place.

en caoutchouc durci, ainsi que le piston et la fermeture de l'autre extrémité.

Il remplit cette seringue d'eau distillée aseptique et, la mettant au-dessus d'une cuvette, il voit combien il doit donner de force au piston pour que le liquide sorte de la seringue goutte à goutte. Cette sensation étant pour ainsi dire bien dosée, il remplit la seringue du liquide à injecter, puis en enfonce le bec de manière à ce que les lèvres du méat viennent dans la dépression (fig. 36), le pouce et l'index de la main gauche ferment l'orifice sur la seringue. Tenant la seringue droite, le malade pousse le piston de manière à ne faire arriver le liquide dans le canal que goutte à goutte, opération que la manœuvre précédente lui facilite. Par ce procédé, il n'introduira que la quantité de liquide nécessaire, car il sera arrêté par la sensation du trop-plein, et ce dernier existât-il qu'il n'y aurait pas de mauvaises conséquences par suite de la lenteur de l'injection.

La première injection est rejetée de suite, la deuxième conservée de deux à trois minutes.

Des chirurgiens, croyant avoir une action plus complète et plus intense sur la muqueuse, lavent d'abord la partie antérieure de l'urèthre, avec un siphon quelconque muni d'une canule de verre à bout conique.

On a construit un grand nombre de modèles de laveurs qui sont les mêmes que ceux employés en gynécologie.

Bock. — L'appareil se compose d'un vase,

muni d'un manche, appelé *bock* (fig. 37). Ce vase doit être en tôle émaillée; cela permet de

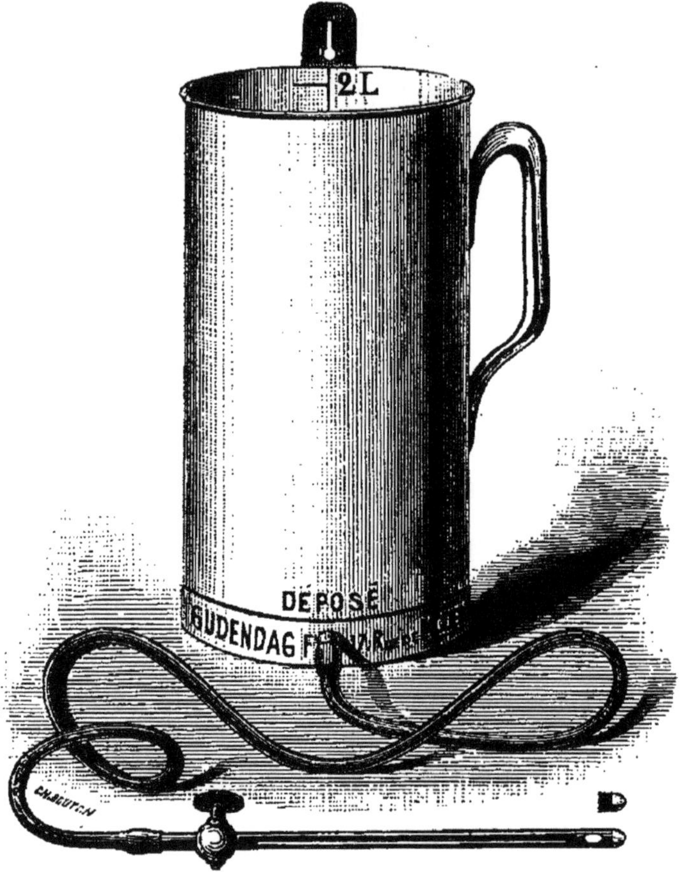

Fig. 37. — Bock avec la canule du Dr Ad. Olivier.

le maintenir dans un état de propreté parfait. Il doit avoir la contenance de 2 litres environ; il présente à son intérieur des divisions par 100 grammes qui permettent de faire les mélanges. Comme l'écoulement se fait sous l'influence de

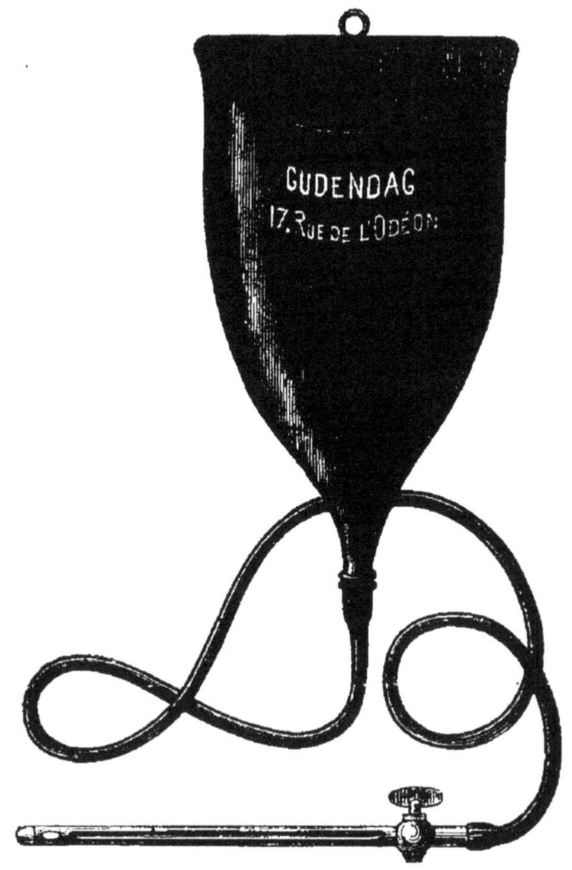

Fig. 38. — Sac avec la canule du D[r] Ad. Olivier.

la pression atmosphérique, pression que l'on peut augmenter ou diminuer en élevant ou en abaissant le bock, on est forcé de le tenir à une certaine hauteur au-dessus des organes génitaux. Aussi est-il muni à sa partie supérieure d'une pièce métallique percée d'un trou qui permet de l'accrocher à un clou fixé dans la muraille. Le bock présente à sa partie inférieure un bec d'où part un tube de caoutchouc long. de $1^{m},50$ environ et terminé par une canule.

Souvent on se sert d'une poche en caoutchouc (fig. 38) qui présente un anneau permettant de l'accrocher.

Vide-bouteilles. — Différents fabricants ont construit de petits appareils destinés à être fixés sur des bouteilles ; c'est pour cela qu'on leur a donné le nom de *vide-bouteilles.*

Le vide-bouteilles de M. Ch. Dubois (fig. 39) est un bouchon perforé dans toute son étendue et terminé à son extrémité extérieure par un tube sur lequel se fixe le caoutchouc. Sur le côté, se trouve placé un autre tube en forme de triangle et faisant avec le bouchon cinq angles : ce tube est en communication par son extrémité externe avec l'atmosphère et c'est par là que l'air pénètre dans la bouteille. Quant à son extrémité

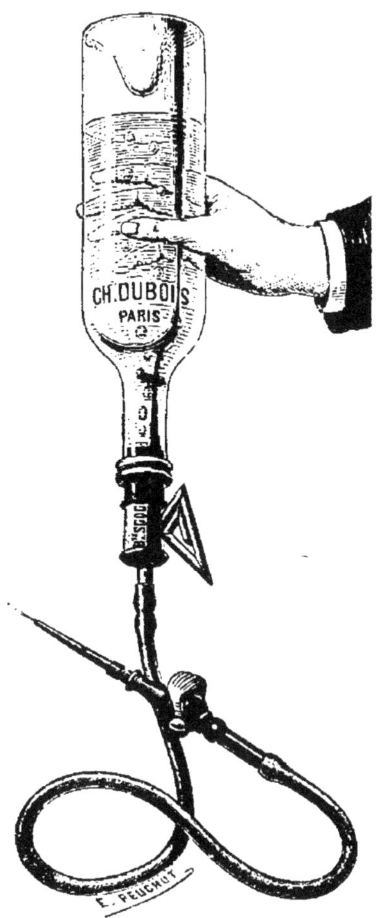

Fig. 39. — Vide-bouteilles de Ch. Dubois.

interne, elle est en contact avec le liquide de la bouteille, mais il n'a aucune tendance à y pénétrer. Ce vide-bouteilles est bon mais il a l'inconvénient de ne pas s'adapter sur toutes

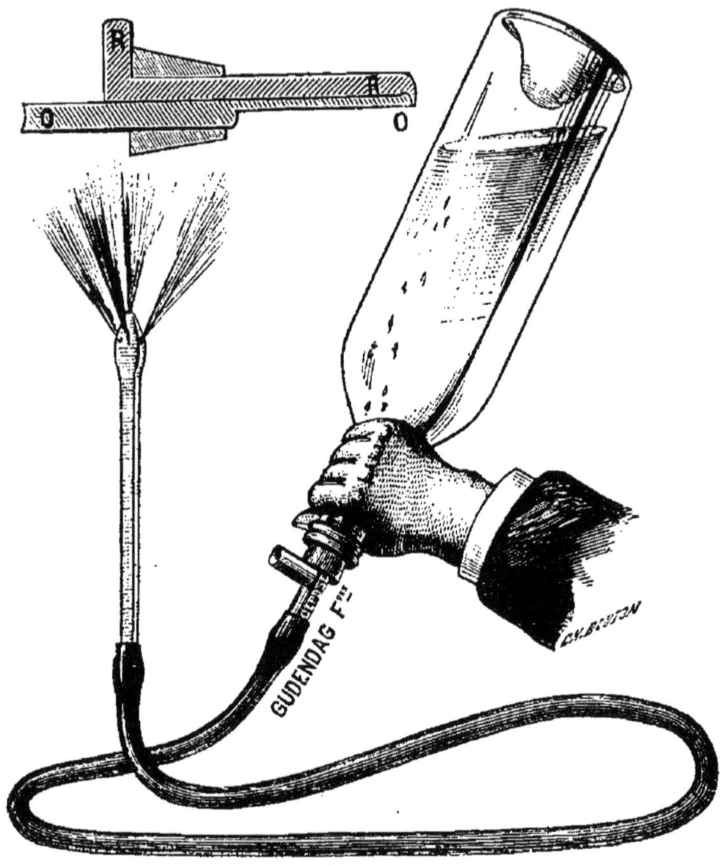

Fig. 40. — Vide-bouteilles de Crouzat.

les bouteilles et de ne pas être d'un nettoyage facile.

L'appareil du professeur Crouzat (fig. 40) est

d'une très grande simplicité et d'un nettoyage facile; il se compose d'un bouchon en caoutchouc de volume variable et d'une pièce métallique constituée par un double tube dont l'un O donne passage à l'eau et l'autre R à l'air. Celui-ci se trouve coudé à sa partie supérieure et vient s'ouvrir transversalement. Il faudra le nettoyer avec soin quand on se servira de solution de sublimé, ce sel attaquant le métal.

On peut faire à ces deux vide-bouteilles un reproche commun : c'est qu'ils forcent à tenir la bouteille à la main, ce qui ne permet pas de prendre facilement une injection. Cependant M. Galante a fait faire un filet dans lequel on insère la bouteille, et qu'on peut accrocher à un clou.

§ 3. — *Lavages de l'urèthre*

Les injections proprement dites de liquides antiseptiques n'ayant pas donné de résultats satisfaisants, des médecins pensèrent à utiliser les lavages de l'urèthre avec ces mêmes liquides pour combattre la blennorrhagie.

M. le Dr Reverdin, de Genève, a employé un procédé qui lui a donné de bons résultats et qui est actuellement expérimenté à la clinique de Necker. Il est basé sur les deux avantages suivants : un contact prolongé à volonté du liquide avec la muqueuse uréthrale (le lavage pouvant être continué indéfiniment) ; une action certaine sur toute l'étendue de la muqueuse uréthrale, qu'il s'agisse de l'urèthre antérieur ou de l'urèthre postérieur.

Le titre de la solution dont se sert notre confrère varie suivant la tolérance du canal ; mais il est généralement de 1/5000e. On injecte ordinairement 1 litre 1/2 de ce liquide à la température de 45°. Les instruments employés consistent en une sonde anglaise souple, et en un récipient de verre, avec tube de caoutchouc terminé par une lance s'adaptant à la sonde par l'intermédiaire d'un morceau de drain ; un robinet règle le débit (on pourrait au besoin se passer du robinet, le débit étant réglé, d'une part, par le calibre de la sonde et, d'autre part, par la hauteur à laquelle se trouve le récipient et qu'on peut faire varier à volonté).

Après avoir invité le malade à uriner, M. A. Reverdin commence par laver l'urètre avec quelques pleines seringues de solution de permanganate. Puis, lorsque le canal est propre, il introduit la sonde. Le malade se tient debout devant une cuvette dans laquelle se trouve un morceau de makintosh percé d'un trou. Il passe la verge au travers de ce trou, mettant ainsi son linge à l'abri des taches. Pour faciliter le glissement de la sonde, notre confrère fait couler le liquide avant l'introduction de l'instrument. La sonde ne doit pas être graissée.

Au moyen de ces lavages, pratiqués une ou deux fois par jour, M. A. Reverdin guérit ordinairement les chaude-pisses en une quinzaine de jours presque sans douleur et sans médication interne. Il n'a jamais observé d'orchite avec ce traitement.

Trois fois notre confrère a vu le liquide pénétrer dans la vessie et la remplir sans autre inconvénient que de provoquer un peu de douleur vésicale pendant une heure ou deux.

Il est presque inutile de dire que le traitement de la blennorrhagie par le lavage de l'urèthre exige une propreté absolue de tous les instruments, surtout de la sonde qui sera rigoureusement lavée dans une solution de sublimé chaque fois qu'elle aura servi.

M. le Dr Pousson emploie un laveur de son invention pour utiliser le procédé de M. Reverdin. Ce laveur, dont les figures 41 à 44 indiquent le mécanisme, se compose d'un réservoir en émail, de la contenance de 500 grammes que l'on peut accrocher au mur (fig. 41).

Il est muni d'un tube en caoutchouc de 1m,50 de longueur, terminé par un robinet à trois voies qui porte la canule conique s'ajustant à la sonde (fig. 42).

Le robinet, muni d'un index, est fermé lorsqu'il occupe la position B. Pour remplir la vessie, l'index doit occuper la position A et le sens du courant se trouve de A' à A''. Pour évacuer la vessie, l'index étant porté au point C, la sortie du liquide se fait dans le sens de C' à C''.

Un second tube, muni d'un plongeur, est fixé au robinet et conduit le liquide évacué dans un récipient quelconque.

Les canules sont, l'une en verre à extrémité terminale (fig. 43), l'autre en aluminium, avec une série de jets récurrents (fig. 44), cette dernière cannelée sur quatre faces, et servent, ajustées au réservoir du laveur précédent ou à tout autre appareil à irrigation, à faire l'asepsie du canal avant le cathétérisme ou toute autre opération intéressant cette région.

Il suffit que ce syphon soit élevé à 0^m,50 au dessus du méat du malade. Le malade urine d'abord puis on introduit la canule dans le méat et on ouvre le robinet. Dès que l'urèthre est plein, on retire la canule de quelques millimètres pour permettre à l'urèthre de se vider et ainsi de suite : il est bon de pincer entre le pouce et l'index le tube de caoutchouc, au-dessus de la ca-

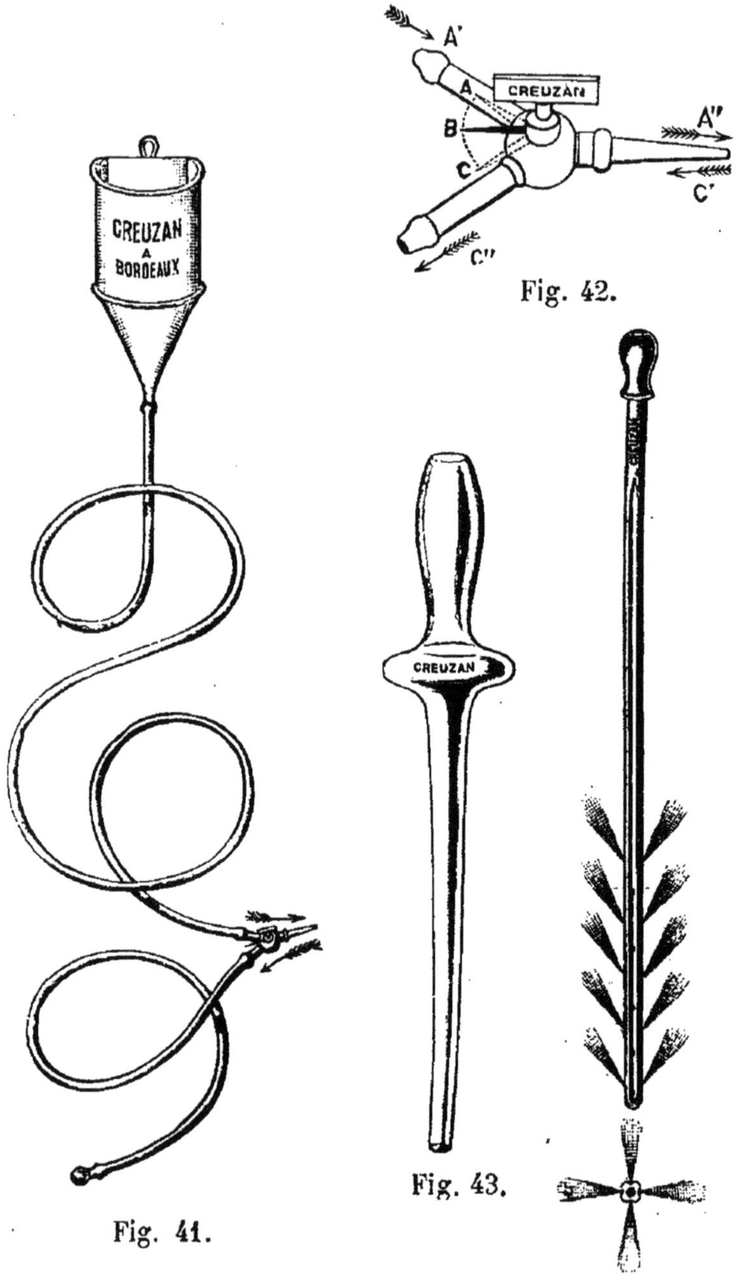

Fig. 42.

Fig. 41.

Fig. 43.

Fig. 44

Fig. 41 à 44. — Laveur vésical de M. le Dr Pousson.

nule, pendant que l'urèthre se vide et d'évacuer de temps en temps, par pression avec la main, le liquide qui stagne dans l'urèthre périnéal et qui a une tendance à ne se renouveler qu'incomplètement. La quantité de liquide à utiliser pour le lavage est de 1/2 à 1 litre. La seringue doit toujours être tenue dans un bocal contenant un liquide antiseptique. Ce dernier est ordinairement de l'eau boriquée à 4 0/0.

M. le Dr Janet qui, comme nous l'avons dit plus haut, expérimente à la clinique des voies urinaires de l'hôpital Necker les lavages uréthraux au permanganate de potasse contre la blennorrhagie, a donné récemment les résultats de sa pratique.

La première condition du traitement est de rechercher le gonocoque et la localisation de ce microbe, puis de laver au permanganate de potasse soit l'urèthre antérieur seul, soit les deux urèthres. Ces lavages se font à l'aide d'un siphon ordinaire muni d'un tube de 2 mètres terminé par une canule de verre conique suffisamment grosse pour obturer complètement le méat : $0^{m},50$ de pression suffisent pour l'urèthre antérieur ; 1 mètre à $1^{m},50$ pour les deux urèthres. Le lavage de l'urèthre antérieur se fait par le va-et-vient de la canule qui obture et débouche alternativement le méat. Si l'on veut laver l'urèthre postérieur, on fait aller le liquide dans la vessie, en augmentant la pression et en obturant complètement le méat : le malade pisse en comprimant de temps en temps le méat pour dilater le canal par le liquide. Ces lavages, qui varient d'un demi-litre à un litre doivent être faits à vessie vide, immédiatement après la première miction. Après chaque lavage, le prépuce et le gland sont désinfectés avec un tampon de ouate trempée dans la solution de permanganate.

L'espacement des lavages doit être de douze heures en cas de traitement abortif et de vingt-quatre heures dans les autres cas, sans aucune interruption. Les doses varient de 1/4000e à 1/5000e : on peut monter à 1/1000e et même à

1/500e : aucune médication interne, mais il faut utiliser les bains prolongés.

D'après M. Janet, un traitement abortif demande douze lavages en moyenne ; une chaudepisse chronique à gonocoques se désinfecte en quatre ou cinq lavages. La blennorrhagie spécifique est alors guérie ; reste la blennorrhagie post-spécifique. Les injections de nitrate d'argent faisant repulluler le gonocoque servent d'épreuves témoins.

Un procédé d'injection a été indiqué par M. le Dr Philippson, de Hambourg : il consiste à introduire jusque dans la vessie une sonde en gomme pas trop molle, à cause du spasme de l'urèthre qu'on rencontre quelquefois, et d'un calibre assez petit pour permettre au liquide injecté de revenir entre la sonde et le canal : puis d'une seringue ou d'un entonnoir.

C'est donc encore un lavage d'arrière en avant : on emploie comme liquide soit le nitrate d'argent, soit le permanganate de potasse.

Ces procédés peuvent rendre des services dans l'uréthrite chronique légère : mais, pour compenser soi-disant les désavantages de la seringue ordinaire, elle oblige le médecin d'abord à opérer toujours lui-même et ensuite à introduire, excepté par le procédé de M. Janet, une sonde dans un canal enflammé, ce qui ne laisse d'être souvent douloureux et même impraticable quand, comme dans le cas de blennorrhagie, il faut renouveler plusieurs fois par jour les injections. Cependant, je dois ajouter que M. Philippson ne les recommande que trois fois par semaine : 200 centimètres cubes d'eau et quatre gouttes d'une solution argentique au 1/50e.

Au lieu d'une sonde ordinaire, on peut employer *pour les lavages des sondes* nos 13 à 14 avec extrémité renflée et percée en pomme d'arrosoir. Ce qui est le plus important à obtenir dans cette manipulation, c'est le retour facile du liquide entre les parois de la sonde et celles du canal.

ARTICLE II. — L'ANTISEPSIE DANS LE CATHÉTÉRISME

§ 1er. — *Antisepsie du chirurgien*

Un point qui doit dominer dans cette opération généralement si simple et si fréquente, c'est l'extrême propreté des mains. Le chirurgien ne doit pas oublier que chaque sondage est, au point de vue antiseptique, une véritable opération, que, par conséquent, il est nécessaire de prendre toutes les précautions aseptiques quand on veut pratiquer le cathétérisme.

Donc, avant de toucher à la sonde, il est indispensable de se laver les mains comme s'il s'agissait d'une opération sanglante.

§ 2. — *Antisepsie du champ opératoire*

Mais il est nécessaire aussi, avant le cathétérisme, de nettoyer le champ opératoire : le prépuce et le gland seront donc touchés avec un tampon d'ouate trempé dans de l'eau boriquée tiède : je crois qu'il faut se servir le moins possible de solutions de sublimé ou d'acide phénique, quelle que soit leur dilution.

Est-il nécessaire de laver l'urèthre avant le cathétérisme? La réponse doit être affirmative malgré la démonstration péremptoire de l'impossibilité de débarrasser complètement l'urèthre antérieur des microbes qu'il contient, faite de la façon suivante par MM. Petit et Wassermann.

Le canal a été lavé avec trois liquides différents: l'eau filtrée bouillie, la solution boriquée à 4 0/0 et le nitrate d'argent à 1/1000. La durée de chaque lavage a été de 20 à 30 minutes, la quantité de liquide employé pour chacun a été de 1 litre et demi à 2 litres, qui passaient sous une pression de 2 mètres de hauteur : les deux urèthres ont été lavés, sans cependant pouvoir faire arriver le liquide dans la vessie; les tubes témoins ensemencés ont donné des résultats : on a trouvé de nombreux micro-organismes tant dans les tubes inoculés après lavage au nitrate d'argent que dans ceux inoculés après lavage à l'eau stérilisée ou à la solution boriquée.

Il paraît donc à ces auteurs devoir être bien établi qu'avec un seul lavage avec les solutions habituellement employées chez les urinaires (acide borique 4 0/0, nitrate d'argent 1/1000), on n'obtient pas une antisepsie complète de l'urèthre infecté.

D'un autre côté, comment l'urèthre doit-il être lavé? On préconise beaucoup l'entonnoir muni d'une canule en verre et élevé d'une hauteur de 50 centimètres au-dessus des organes génitaux du malade : sans rejeter cette manière d'opérer, je préfère la seringue. Il ne faut pas oublier que, dans la chirurgie des voies urinaires, plus on a de sensations, plus on est sûr d'agir avec méthode et prudence; or, avec une seringue, le praticien sait ce qu'il fait, malgré les objections qui ont été produites contre cette opinion ; c'est donc à la seringue qu'il vaut mieux avoir recours.

Pour laver l'urèthre, M. Guyon emploie le procédé suivant : on charge une seringue avec de l'eau boriquée à 4 0/0, on introduit le bec de la canule dans le méat, qu'on serre sur elle avec les doigts de la main gauche, puis on pousse avec la main droite le contenu de la seringue dans le canal. On l'injecte par une série de coups de piston, ayant toujours soin de retirer la canule du méat et de laisser le liquide s'écouler, dès que le canal est rempli, ce que sent très bien un doigt de la main gauche, qui, maintenant le canal serré sur la seringue, en apprécie parfaitement la tension.

§ 3. — *Antisepsie des instruments*

Lorsque la sonde a été sortie de son étui aseptique avec les mains stérilisées, elle est graissée avec de la vaseline boriquée stérilisée et enfoncée dans le canal suivant les règles de l'art (1).

(1) Delefosse, *Pratique de la chirurgie des voies urinaires*. 2e édition, Paris, 1887.

Quand on la retire, elle est placée dans un tube spécial pour être nettoyée et stérilisée ainsi qu'il a été indiqué plus haut.

ARTICLE III. — L'ANTISEPSIE DANS L'URÉTHROTOMIE INTERNE

M. le Dr Bruce Clarke irrigue d'abord l'urèthre plusieurs fois pendant les jours qui précèdent l'opération avec une solution de sublimé au 1 /2000e.

Après l'uréthrotomie, on lave la vessie avec la même solution, puis avec de l'eau à 40° : quinze cas, quinze succès. M. Edwards suit la même pratique en ajoutant une dose de 0 gr.65 d'acide borique trois fois par jour avant et après l'opération.

Dans un travail que j'ai publié sur ce sujet (1), après avoir démontré que les accidents consé-

(1) Delefosse, *Annales des maladies génito-urinaires.* Août 1890.

cutifs à l'uréthrotomie interne sont occasionnés par des phénomènes qui sont peu sous la dépendance de l'antisepsie et que, par conséquent, cette dernière n'est pas dans ce cas aussi absolue comme emploi que dans les autres opérations faites sur les voies urinaires, je n'en établis pas moins l'utilité de la pratiquer.

Mais ce qui est certain c'est que l'antisepsie directe est presque impraticable. En effet, la nécessité de la section du rétrécissement indique généralement un ou plusieurs obstacles dans l'urèthre et souvent l'impossibilité de passer d'autre instrument qu'une bougie filiforme, de sorte que les lavages, par la sonde, de la vessie et de l'urèthre postérieur ne peuvent être exécutés et que souvent tout l'urèthre antérieur ne peut être parcouru par l'injection : cette dernière même viendrait-elle à remplir le but cherché que l'asepsie serait vite perdue, car il n'est pas rare de voir l'urine couler le long de la bougie conductrice soit avant, soit après l'opération.

Il restait un moyen, c'est d'aseptiser l'urine, par l'introduction stomacale des agents modificateurs indiqués plus haut ou de la diluer. Nous avons vu quel fond il fallait faire sur l'antisepsie par les agents antiseptiques, et d'un autre côté la dilution n'est pas toujours possible, la coarctation empêchant la vessie de se vider par action reflexe sur le col et arrêt mécanique de l'urine.

La meilleure antisepsie dans cette opération consiste donc à éviter le contage de la plaie par l'urine.

Malgré ces objections, il faut utiliser l'antisepsie et je vais décrire sommairement les procédés que j'emploie depuis plusieurs années et qui m'ont donné d'excellents résultats.

Trois ou quatre jours avant l'opération, le malade prend, non pas des boissons délayantes, mais 3 à 4 grammes de biborate de soude ou de salol. Les lavages de l'urèthre antérieur sont faits, à l'aide d'une seringue, avec de l'eau boriquée tiède à 4 0/0.

Une demi-heure avant l'opération, le malade prend un cachet de sulfate de quinine de 0 gr. 25 ; de même, après l'opération ; le gland est lavé avec une solution boriquée et entouré de compresses trempées dans la même solution. L'opération est faite avec des instruments aseptisés, puis une sonde n° 18 est placée à demeure débouchée pour quarante-huit heures, en moyenne. Elle permet de faire de suite, après l'incision, un lavage vésical renouvelé deux à trois fois par jour.

En suivant ces prescriptions, l'uréthrotomie interne devient une opération des plus bénignes.

ARTICLE IV. — L'ANTISEPSIE DANS LE TRAITEMENT DES CYSTITES

« Les cystites ne doivent pas être caractérisées par l'espèce microbienne qui contribue à les déterminer, écrit M. le professeur Guyon, car rien ne les distingue à ce point de vue dans leur évolution. C'est la notion étiologique qui doit servir de base aux classifications des cystites. »

Ce dont il faut nous occuper surtout ici, c'est de l'utilité de l'asepsie et de l'antisepsie dans le traitement des cystites, et des moyens de les pratiquer.

Si l'urine est normale et la vessie saine, l'asepsie du cathéter suffit.

Mais si l'urine est ammoniacale ou purulente, si la muqueuse est enflammée, il faut recourir à des procédés plus énergiques qui, malheureusement, seront souvent insuffisants ainsi que je l'ai déjà établi dans le cours de ce travail.

§ 1er. — *Lavages et injections antiseptiques*

Les lavages de la vessie se font soit avec la seringue, soit avec un flacon de pression avec ou sans l'usage de la sonde. La seringue doit être la méthode de choix. La chirurgie interne des voies urinaires étant basée, je le répète, sur des sensations, il faut surtout se servir d'instruments qui recueillent les symptômes d'intolérance, de contraction, etc., produits dans la vessie par l'introduction d'un liquide médicamenteux. C'est surtout lorsque la vessie est enflammée ou excitée que les lavages à la seringue sont nécessaires. Comme le dit M. Reliquet, on ne doit jamais se priver des renseignements que donne la contraction de la vessie sur la masse liquide et que la main expérimentée reconnaît immédiatement.

M. le professeur Guyon s'est occupé partilièrement des lavages dans le traitement des cystites (1) :

« Si j'avais, d'une manière générale à formuler mon opinion à leur égard, je commencerais par vous dire que j'en pense beaucoup de bien et beaucoup de mal. Comme la plupart des moyens thérapeutiques dont l'efficacité n'est plus à démontrer, elles sont, entre les mains du médecin, une arme à double tranchant : excellent instrument pour qui sait bien s'en servir, instrument dangereux pour qui n'en a pas l'expérience nécessaire. Mal faites, en

(1) Guyon, *Leçons cliniques sur les cystites*.

effet, les injections font souvent éclater des accidents graves... Ce qu'il faut accuser dans ces cas, ce ne sont pas les injections elles-mêmes, mais les mains qui les pratiquent. »

L'éminent chirurgien de Necker regarde la seringue à anneaux comme le meilleur instrument pour injecter le liquide dans la vessie, à la condition que le piston fonctionne dans la perfection. Comme la quantité de liquide à introduire à la fois dépend complètement et seulement de la résistance de la vessie, il n'y a que la seringue qui peut faire apprécier cette résistance.

L'injection faite avec la seringue est soumise à un certain manuel opératoire. La seringue ayant été purgée d'air est placée sur la sonde : le liquide est lancé dans la vessie par petits coups secs et en petite quantité à la fois, à la condition que le choc sur les parois vésicales soit très modéré. Aussitôt le liquide introduit, la seringue est vivement retirée pour permettre son écoulement. Enfin il faut replacer le bec de la seringue dans la sonde avant que la vessie ne soit complètement vidée.

Quand la seringue est vide, on peut la remplir deux ou trois fois de suite, suivant les cas, et en dernier lieu retirer la sonde en lavant le canal de l'urèthre.

Les sondes à employer dépendent : 1° du but que l'on se propose en pratiquant les lavages, évacuation, modification de l'urine, modification de la muqueuse vésicale ; 2° de la forme et du calibre du canal, sonde coudée, bicoudée, à grande courbure pour les vieillards, sonde courbe pour les adultes, sonde en caoutchouc.

Les lavages au moyen d'un entonnoir se font soit avec une sonde, soit sans l'usage de la sonde : les premiers sont utilisés dans les mêmes conditions que les lavages avec la seringue : ils ne diffèrent que par la suppression de la seringue et par conséquent par la privation d'un moyen de reconnaître l'action de ces injections sur la vessie : c'est donc un procédé inférieur au premier et sans avantage compensateur, peut-être celui d'être plus aseptique ; mais ce dernier avantage ne compense pas l'inconvénient de la perte de la sensation signalée plus haut.

C'est encore bien pis quand on se sert d'un appareil auquel on n'adapte pas de sonde : ce dernier moyen de pratiquer les injections est défectueux malgré sa simplicité : peu dangereux et même facile quand la vessie n'est pas irritée et le col de la vessie non contracturé, il peut occasionner des accidents quand les voies urinaires ne jouissent pas d'une intégrité parfaite. Examinons quelles raisons ont été données pour préconiser cet instrument. 1° Une main exercée ne peut pas toujours reconnaître le moment précis où elle doit s'arrêter ; ceci est très juste, mais on trouvera encore bien moins ce moment en n'ayant, pour se renseigner, que la mesure de la quantité de liquide introduit ou la sensation du malade : il vaut mieux avoir une chance passable entre les mains que de ne pas en avoir du tout. 2° Il est commode chez la femme surtout, et, chez l'homme, il évite l'introduction d'une sonde : d'accord pour la femme, à cause de la brièveté du canal ; mais, chez l'homme, le liquide butte souvent contre l'aponévrose moyenne du périnée ; il remplit la partie antérieure de l'urèthre et la dilate, ce qui est douloureux pour le malade et ce n'est souvent qu'après de grandes difficultés que le liquide va jusque dans la vessie.

M. Teleki a fait les expériences suivantes : il met à l'aide d'un endoscope quelques grains de violet de méthyle dans la portion membraneuse de l'urèthre et injecte ensuite dans l'urèthre 10 centimètres cubes d'eau avec une petite seringue ordinaire. L'eau s'écoule sans être colorée. Il remet l'endoscope et remarque que cependant les grains se sont rapprochés de la vessie. Il conclut de cette expérience que les injections faites avec la seringue ordinaire ne pénètrent pas dans la portion membraneuse de l'urèthre et encore moins dans la vessie.

Il ajoute que les irrigations de la vessie sans

sonde doivent être faites avec beaucoup de précautions et par un médecin bien au courant de la technique opératoire. La contraction réflexe du sphincter se laisse vaincre ordinairement ; mais, dans certains cas, elle s'oppose absolument au passage du liquide. L'emploi de la sonde est indispensable quand il faut faire des irrigations abondantes en une seule séance, comme dans les hémorrhagies uréthrales, l'uréthrite aiguë, l'insuffisance de la vessie, etc.

En outre, dans leurs expériences sur l'asepsie de l'urèthre, MM. Petit et Wasserman ont fait des irrigations sans sonde, et dans deux cas il leur a été impossible de faire pénétrer le liquide dans la vessie.

Enfin, on objecte qu'au moment de l'expulsion des dernières gouttes d'urine avec la sonde, il y a, surtout dans les cystites internes, un spasme du réservoir urinaire qui vient s'appliquer sur la sonde d'où un traumatisme plus ou moins violent de la muqueuse vésicale. Dans la miction naturelle, on n'a pas cet inconvénient.

Cette objection serait importante, si le praticien ne suivait pas la prescription indiquée plus haut de ne jamais laisser la vessie à vide : en laissant du liquide dans le réservoir après la dernière injection, on évite ce coiffement du bec de la sonde par la paroi vésicale, et par là des douleurs.

Les inconvénients de cette technique opératoire sont, au contraire, palpables, je parle toujours surtout pour une vessie irritée ou irritable, ce qui est le cas le plus fréquent : la vessie est obligée de se vider seule par à coups ; les lavages ne peuvent entraîner les mucosités aussi bien qu'avec une sonde, puisque l'on en revient à la miction naturelle, et que c'est souvent justement cette miction naturelle insuffisante qui engage à faire des lavages évacuateurs.

Je crois donc, pour ma part, en me rangeant à l'opinion de MM. Guyon et Reliquet, que la seringue et la sonde sont les meilleurs instruments pour les lavages vésicaux : il suffit de savoir s'en servir : les autres procédés d'irrigation sont plus dangereux et moins efficaces dans la généralité des cas : les inconvénients de l'introduction de la sonde sont largement compensés par les avantages qui découlent de ce manuel opératoire. L'irrigation sans sonde doit être réservée aux lavages de l'urèthre antérieur.

Les sondes à double courant tendent de plus en plus à être abandonnées.

Quant à la position du malade, la position couchée est la préférable : l'opéré sera placé comme dans l'opération de la lithotritie, c'est-à-dire avec un coussin sous les fesses : ce coussin est très facile à faire avec un oreiller contenant une descente de lit roulée, le tout réuni par une serviette.

§ 2. — *Liquides antiseptiques*

Les liquides antiseptiques employés pour les injections sont surtout l'acide borique à 4 0/0 et le nitrate d'argent à doses proportionnées à l'état de la muqueuse vésicale et au but que l'on se propose.

Les injections au nitrate d'argent doivent être combinées avec celles d'acide borique. Voici comment on doit les employer : le chirurgien fait d'abord des injections d'eau boriquée jusqu'à ce que le liquide ressorte clair, puis il introduit l'injection argentique, et enfin termine par une dernière injection avec l'eau boriquée : quelquefois, après les injections argentiques, il est nécessaire de faire une piqûre de morphine pour calmer les douleurs.

M. Reliquet emploie dans les lavages vésicaux une solution phéniquée au 1/000e.

§ 3. — *Instillations antiseptiques*

Si les injections sont utiles et nécessaires, il y a des cas où elles sont impraticables, par exemple dans les cystites aiguës, tuberculeuses, etc. C'est alors que les instillations rendent les plus grands services, faites aussi bien dans la vessie que dans le col vésical.

Le manuel opératoire en est très simple : on

prend un explorateur à boule percée : la boule est un n° 16 : le chirurgien l'introduit dans le canal, jusque dans le col vésical, c'est-à-dire jusqu'à la région prostatique : puis il fixe à l'embouchure la canule d'une seringue à instillations de Guyon et injecte la quantité de gouttes qu'il juge nécessaire en tournant le pas de vis. Il retire l'explorateur sans ôter la seringue de l'embouchure, afin d'éviter l'écoulement du liquide dans la portion antérieure de l'urèthre.

Le meilleur agent liquide pour les instillations est le nitrate d'argent : c'est, comme le dit M. Guyon, l'ami des muqueuses : on en injecte de dix à vingt gouttes d'une solution à 1/50e ou 1/100e : on peut descendre jusqu'à 1/20e : celle jusqu'à 1/10e me paraît peu pratique.

Le nitrate d'argent donne des mauvais résultats dans les cystites tuberculeuses : elles pourront alors être remplacées avec plus ou moins de chances de succès par les instillations au sublimé.

Pour pratiquer ces instillations, le malade peut être debout, couché ou assis.

Bien entendu, l'antisepsie est rigoureusement appliquée pendant toute cette petite opération.

ARTICLE V. — L'ASEPSIE ET L'ANTISEPSIE DANS LA LITHOTRITIE

Dans l'opération qui a pour but de broyer une pierre contenue dans la vessie, on utilise d'un côté l'asepsie générale, intruments, etc. ; de l'autre, l'asepsie spéciale (lavages vésicaux). Il n'y aurait donc rien de particulier à dire dans cette opération si un point spécial ne se dégageait de la semiologie. L'asepsie doit être d'autant plus rigoureuse que généralement on opère sur une vessie saine, à urine aseptique, et que, par conséquent, il faut éviter que l'opération ne vienne infecter le réservoir vésical.

§ 1er. — *Asepsie du champ opératoire*

Le matin de l'opération, les parties génitales du malade auront été soigneusement savonnées ; de même, au moment de l'opération, puis lavées avec de l'eau boriquée : le gland, le méat seront lavés avec une solution au sublimé au 1/1000e : je préfère cependant l'eau boriquée.

Le canal de l'urèthre est aussi lavé avec une solution boriquée ou une solution argentique au 1/1000e, suivant le degré d'infection. Ce lavage sera fait de suite avec la seringue, comme nous l'avons indiqué précédemment, ou quand on lavera la vessie, en retirant la sonde.

La vessie est lavée avec une sonde en gomme ou une sonde métallique du no 20 à 25 : le liquide employé est l'acide borique, si l'urine est aseptique : dans le cas contraire, on emploie la solution argentique à 1/1000e.

§ 2. — *Asepsie des instruments*

Les instruments sont aseptisés comme à l'ordinaire.

M. Guyon recommande de se servir de lithotriteurs à surface argentée et d'avoir toujours une solution argentique prête dans l'aspirateur.

§ 3. — *Asepsie post-opératoire*

Après l'opération, et malgré l'emploi de l'aspirateur, les grands lavages sont nécessaires : on se sert de l'acide borique ou du nitrate d'argent, suivant l'état d'infection des organes.

Ces lavages sont répétés deux fois par jour.

ARTICLE VI. — L'ASEPSIE ET L'ANTISEPSIE DANS LA TAILLE HYPOGASTRIQUE

Comme la lithotritie, la taille hypogastrique

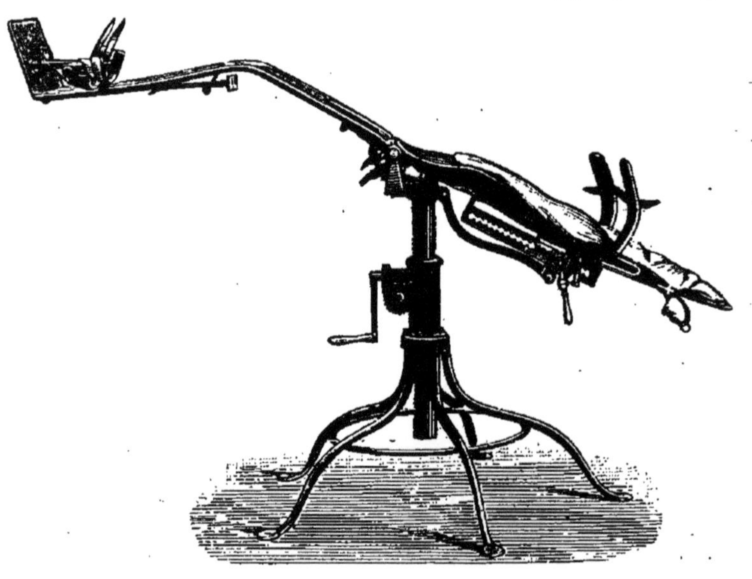

Fig. 45. – Lit de Trendelenburg.

est tributaire des procédés aseptiques de chirurgie générale : cependant quelques considérations sont utiles à observer dans le manuel opératoire.

On se servira du lit de Trendelenburg (fig. 45), qui permet d'élever ou d'abaisser le malade et de rendre impossible l'inclinaison du corps de l'opéré. Dans cette position inclinée, tous les organes abdominaux sont rejetés vers le diaphragme, la tête est dans une position plus basse que celle du bassin : la vessie sort d'elle-même de l'excavation pelvienne et peut être aussi plus facilement incisée et inspectée étant ouverte.

La figure 45 représente la table inclinée dans la position utile pour éclairer la vessie ouverte. La tête du malade est à la partie la plus basse du plan, à droite : les épaules sont retenues par deux crochets et les pieds par des lanières.

M. Mathieu a construit une table fig. 46 et 47 susceptible aussi de faire prendre au malade une position inclinée.

Cette table repose sur deux pieds fixes ou articulés en tube d'acier. Ces pieds supportent de chaque côté deux tubes d'acier cintrés dans lesquels glissent librement deux autres tubes des-

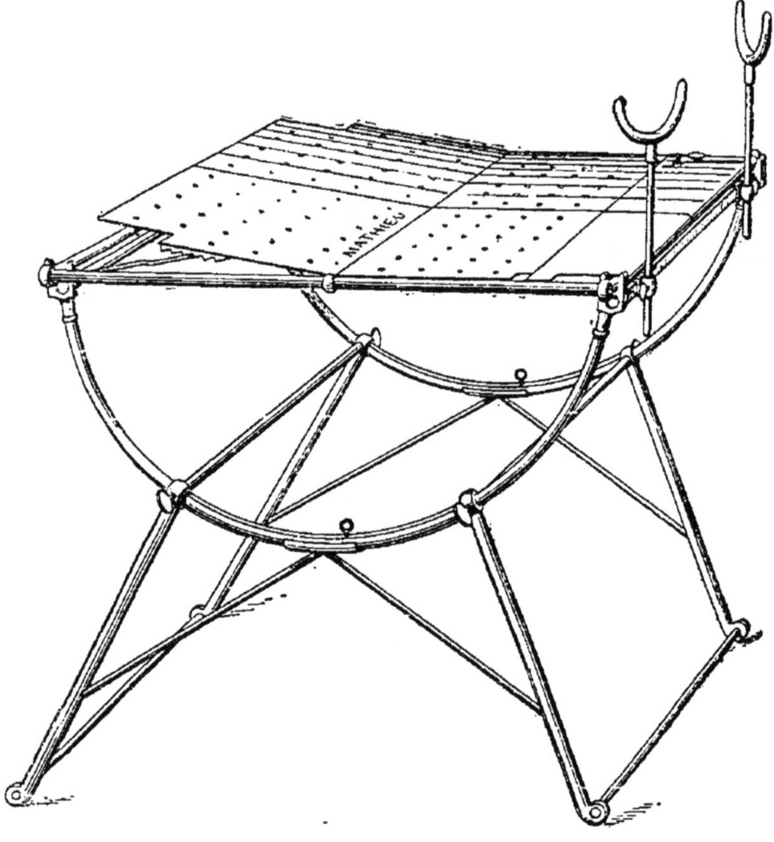

Fig. 46. — Table chirurgicale aseptique démontable à inclinaison et élévation variable de Mathieu.

tinés à supporter le plateau principal. Ces deux tubes qui, ensemble, ont presque le développement d'une demi-circonférence, peuvent s'allonger pour modifier la hauteur de la table et l'incliner à volonté pour les opérations de laparotomie, taille, etc.

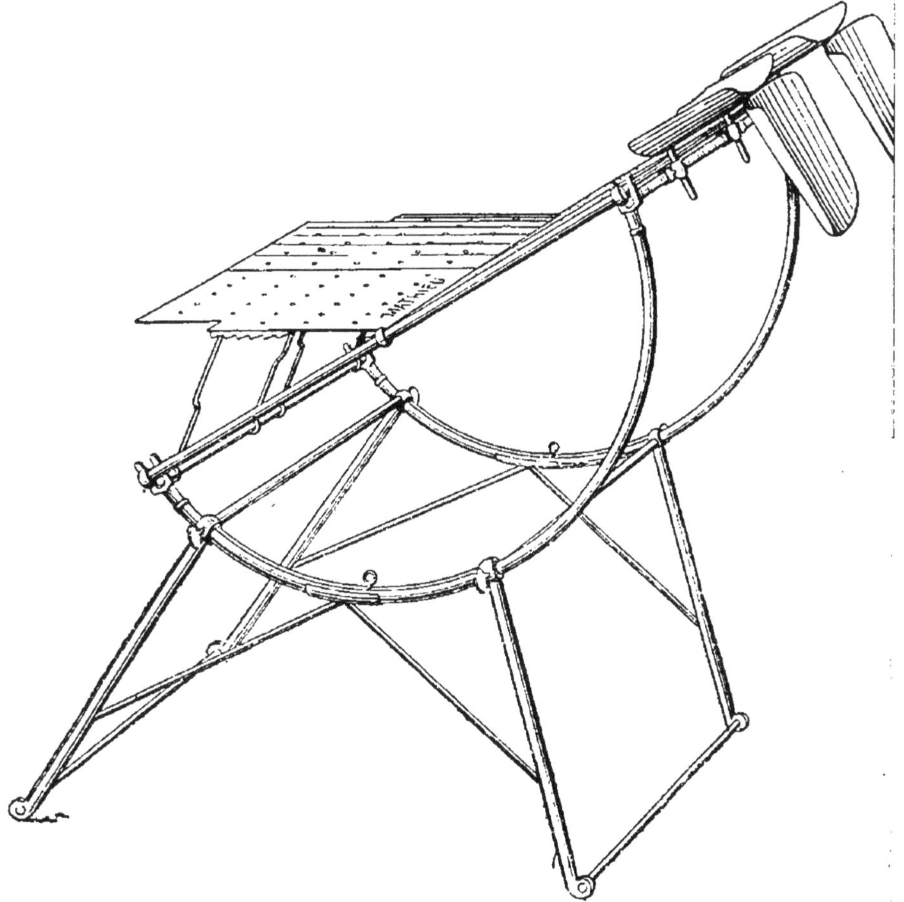

Fig. 47. — Table chirurgicale de Mathieu.

Le plateau principal est composé : 1° d'un pupitre à inclinaison variable pour élever la tête et la partie supérieure du tronc ; 2° d'une plaque mobile pouvant s'abaisser pour faciliter les pansements abdominaux ou du tronc. On peut se servir de ce plateau pour transporter l'opéré jusque dans son lit. Ce plateau peut être, sur demande, formé de deux panneaux qui s'assemblent au moyen de tenons ; un verrou réunit et fixe ces deux panneaux. Quand le malade est posé avec ce plateau principal sur son lit, il suffit de dégager le verrou, d'écarter les deux panneaux pour déposer, sans secousse, le malade à la place même qu'il occupe.

Deux barillets, montés à frottement sur le pied principal, sont destinés à recevoir : 1° des croissants pour les opérations à pratiquer sur le vagin, l'utérus, le rectum, la vessie, etc., 2° des gouttières articulées pour les opérations de laparatomie, taille, lithotritie, etc.

Cette table peut être complétée par une allonge dont le pied principal est construit de la même manière que celui de la table, mais avec un simple plateau. Elle sert aux opérations générales courantes, résection, néphrectomie, tumeurs, etc., ainsi que de table ordinaire aseptique.

Lorsque l'on n'a pas ces tables à sa disposition, il est facile d'en fabriquer une, séance tenante,

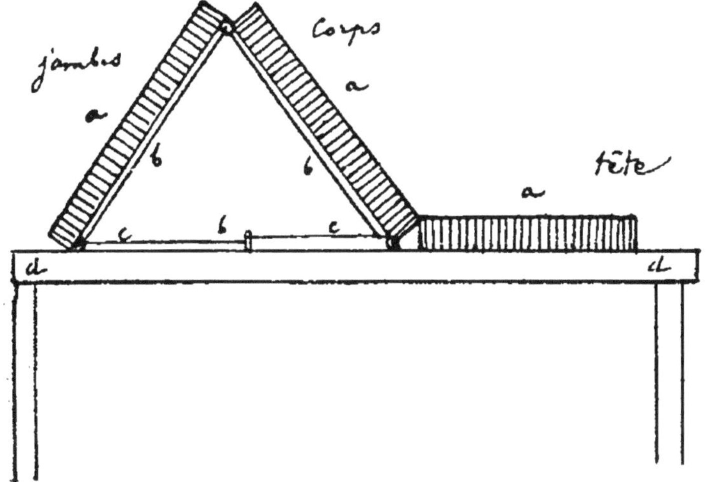

Fig. 48. — Schéma du lit simplifié du Dr Delefosse.
a. Coussin en trois parties. — *b*. Triangle en fer. — *c*. Coulisses.
d. Table.

avec une chaise recouverte d'un matelas. J'ai fait construire pour mon usage personnel un appareil très simple, facilement transportable et se plaçant sur une table quelconque. Cet appareil se compose d'un prisme en fer semblable à un lutrin : la partie inférieure est mobile et formée de deux coulisses s'engageant l'une dans l'autre. En rapprochant ces deux coulisses, on obtient un prisme à angle supérieur plus ou moins ouvert à volonté : ce prisme est recouvert soit d'un simple matelas ordinaire ou d'un matelas spécial recouvert de moleskine et partagé en trois parties. La figure 48 représente une coupe verticale de l'appareil.

§ 1er. — *Asepsie du champ opératoire*

Quand le champ opératoire a été aseptisé, ainsi qu'il a été indiqué antérieurement, il est recommandé de mettre de chaque côté de la ligne médiane à hauteur de l'incision des linges aseptiques pour garantir la plaie de toute contamination.

§ 2. — *Asepsie des instruments*

Le ballon de Petersen doit être conservé dans une solution de sublimé jusqu'au moment de s'en servir, et, lors de son introduction dans le rectum, il doit être lavé dans une solution boriquée.

Des chirurgiens préfèrent le gonfler avec de l'air : l'eau boriquée est aussi bonne.

Lorsque l'incision sus-pubienne est arrivée à la face supérieure de la vessie, M. Guyon recommande de toucher les bords de la plaie, avant l'ouverture de la cavité vésicale, avec une solution titrée à 5 0/0 d'acide phénique.

§ 3. — *Asepsie post-opératoire*

Après l'opération, le drainage se fait au moyen de tubes placés dans la plaie ou de sondes dans l'urèthre (sondes de Pezzer, de Malécot; tubes de Guyon et Perrier).

Les lavages sont pratiqués par ces tubes avec les liquides antiseptiques ordinaires.

Le pansement est ainsi constitué.

En haut et en bas, les tubes sont isolés de la plaie au moyen de gaze iodoformée qui doit être introduite à une certaine profondeur dans la partie inférieure de la plaie. Sous la courbure des tubes, on place ensuite quelques bandelettes de la même gaze, de façon que ceux-ci reposent sur elles : on en recouvre ensuite toute la surface de la plaie. Au-dessus de ces premières pièces de pansement, on place de la gaze phéniquée chiffonnée, puis des bandelettes jusqu'au-dessus de l'ombilic : une grande pièce de mackintosch entourée de gaze est traversée par les tubes à sa partie inférieure. A cet effet, on pratique d'avance un orifice. Cette pièce est disposée de façon à recouvrir les organes génitaux et les deux-tiers internes de l'abdomen. Si l'on a pas employé la gaze chiffonnée, on peut sur le mackintosch placer deux ou trois éponges destinées à faire de la compression de chaque côté des lèvres de la plaie. Le tout est maintenu par une bande de tarlatane mouillée qui passe en spica au niveau des aines. Par dessus cette partie du pansement, on place une certaine quantité d'ouate antiseptique que l'on recouvre d'un bandage de corps modérément serré (Guyon).

ARTICLE VII. — L'ANTISEPSIE DANS LES OPÉRATIONS SUR LES REINS

On ne doit pas oublier que les antiseptiques sont surtout dangereux quand les sujets sont atteints de lésions rénales et que, comme le dit parfaitement M. Vinay, dans les opérations sur les reins, les dangers qui résultent de l'emploi des antiseptiques sont particulièrement manifestes. La mort survient parfois à la suite de l'extirpation d'un rein, ou même d'une simple néphrotomie, et les malades succombent au milieu d'accidents de nature urémique. On attribue le plus souvent la terminaison à l'insuffisance du rein restant ou mieux à une anurie reflexe. C'est vraisemblablement aux effets destructeurs exercés sur le parenchyme rénal par les antiseptiques qu'il faut imputer ces accidents.

Sünger a étudié l'action du sublimé, de l'iodoforme, de l'acide phénique, etc., sur le parenchyme rénal de souris, de lapins; il a vu que des doses insuffisantes pour troubler la santé générale de ces animaux provoquaient une dégénérescence considérable de l'épithélium des reins. Cet auteur conclut à la nécessité de mettre de côté tout antiseptique dès les premières incisions dans toutes les opérations portant sur le rein.

M. le Dr Laborde a communiqué dernièrement à la Société de biologie les deux reins d'un chien intoxiqué, rapidement par injection sous-cutanée, d'une préparation mercurielle, le sublimé corrosif, dans l'espèce. Il existe une dégénérescence corticale diffuse, extrêmement intense et dont la détermination histologique n'a pas été étudiée. L'évolution a été très rapide : pas d'albumine dans les urines.

Les cas d'intoxication par les antiseptiques, les reins étant malades, sont nombreux et ont déjà été le sujet d'observations très démonstratives contre leur emploi.

ARTICLE VIII. — L'ANTISEPSIE INTESTINALE

L'intoxication urémique est souvent combattue par l'emploi des diurétiques et des purgatifs appropriés et suffisamment répétés. Comme le dit très justement le Dr Lancereaux, l'indication essentielle est de suppléer à l'insuffisance de la fonction urinaire et de favoriser, par tous les moyens possibles, l'élimination des principes excrémentitiels de l'urine qui ne sont plus excrétés par les reins. Or cette élimination se faisant surtout par la peau et par la muqueuse des voies digestives, c'est à ces parties que doit s'adresser la médication. On conseillera donc avec avantage tout ce qui peut exciter les fonctions de la peau et entretenir sa propreté. L'action qu'il importe d'exercer sur le tube digestif est de même ordre.

Cette méthode de traitement en ajoutant l'usage du lait est celle qui est généralement employée et a donné d'excellents résultats. M. le professeur Bouchard regarde l'urémie comme une intoxication par tous les poisons qui, normalement introduits ou formés par l'organisme, auraient dû s'éliminer par la voie rénale et en sont empêchés par l'imperméabilité des reins. Après avoir étudié la valeur de la thérapeutique indiquée plus haut, il pense qu'il faut la rejeter sauf le lait et employer, dans certains cas, la saignée.

Puisque les moyens d'élimination des toxiques sont douteux, M. Bouchard pense qu'il vaut mieux agir, si possible, sur les sources d'intoxication (désassimilation, secrétion du foie, alimentation, putréfactions intestinales) pour les tarir ou les diminuer. Partant de cette donnée, ce professeur indique le traitement suivant : emploi des diurétiques et en première ligne le lait, le lait comme aliment, l'antisepsie intestinale, la saignée contre les accidents immédiatement menaçants, enfin les inhalations d'oxygène. Comment s'obtient l'antisepsie intestinale? M. Bouchard conseille d'abord le charbon et l'iodoforme mélangés dans les proportions suivantes : charbon 100 grammes, iodoforme 1 gramme, puis la naphtaline formulée de la façon suivante : 5 grammes de naphtaline mélangés à quantité égale de sucre, aromatisés avec une ou deux gouttes de bergamote, divisés en vingt paquets, dont on fait prendre un paquet toutes les heures.

Cette thérapeutique très rationnelle et expérimentée avec beaucoup de soin donne de très bons résultats ; mais la pierre d'achoppement est encore ici l'intolérance de l'estomac des malades, intolérance qui arrête fréquemment la prescription de la naphtaline.

ARTICLE IX. — CONCLUSIONS

De tout ce qui précède, je conclurai et répéterai qu'il découle des faits relatés que l'on doit suivre, dans la chirurgie des voies urinaires, une pratique tout à fait spéciale au sujet de l'emploi des antiseptiques.

Dans les opérations qui sont nécessaires

pour le traitement chirurgical des maladies des organes urinaires, il est rare que l'on ne soit pas obligé de compter avec l'état des reins plus ou moins atteints : il est donc très important de n'employer les antiseptiques externes qu'avant la prise du bistouri ; après, il est utile de s'en priver.

C'est la pratique à laquelle je me suis arrêté depuis quelques années.

Pour l'asepsie et l'antisepsie, aussi bien externes qu'internes, je n'emploie que l'*acide borique*, le *nitrate d'argent* et l'*eau bouillie salée*.

Ces trois antiseptiques, d'ailleurs, suffisent largement pour tous les cas de chirurgie qui peuvent se présenter comme traitement des maladies des voies urinaires.

La chaleur sèche doit être le meilleur antiseptique à employer pour stériliser les objets de pansement, car il résulte des recherches de M. Préobragensky sur les propriétés des pansements que le succès de tel ou tel pansement dépend exclusivement de ses propriétés physiques déterminées et qu'il n'est nullement en rapport avec le plus ou le moins d'action microbicide des substances employées, qui sont souvent plutôt nuisibles au malade.

CHAPITRE VI

L'asepsie et l'antisepsie pratiquées par le malade lui-même

ARTICLE PREMIER. — SONDAGES

Les progrès de l'antisepsie et de l'asepsie se sont étendus à la pratique des sondages faits par les malades eux-mêmes.

Nous ne sommes plus, heureusement, au temps où les sondes roulaient pêle-mêle dans les tiroirs de commode, au milieu d'objets de toute nature, où les malades avaient leur instrument de cathétérisme soit dans leur canne ou dans leur chapeau, pour l'introduire après l'avoir enduit de salive.

Les malades qui sont obligés de faire usage de la sonde ont fini par comprendre les nécessités de l'antisepsie, et ils se soumettent facilement aux petits ennuis inhérents à la stérilisation de la sonde.

Il est donc utile de préciser la technique qu'ils doivent suivre.

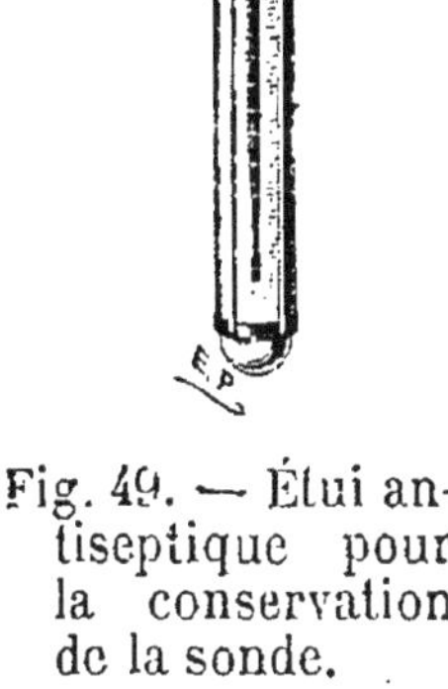

Fig. 49. — Étui antiseptique pour la conservation de la sonde.

Aussitôt que le malade s'est servi de sa sonde, il doit l'essuyer avec de la ouate hydrophile, et la passer à l'eau bouillante pendant quelques minutes.

Une fois sortie de ce premier bain, il injecte à trois reprises dans l'intérieur une solution de nitrate d'argent à 1/100e, puis de l'eau boriquée.

Ensuite, il l'enveloppe, sans l'essuyer, dans la gaze stérilisée couverte de mackinstosch : ou bien il la place dans un tube en verre, bouché avec de la ouate ou un bouchon à l'émeri et contenant soit de l'eau boriquée, soit de la poudre de talc.

Quand le malade doit se sonder souvent, il peut préparer ainsi un jeu de six sondes et les stériliser après toutes à la fois.

La sonde est graissée avec de la vaseline au salol ou vaseline boriquée, conservée dans un flacon à large embouchure, bouché à l'émeri.

ARTICLE II. — INJECTIONS ET LAVAGES

Les injections faites par les malades eux-mêmes soit à l'aide d'un irrigateur, soit avec une poire en caoutchouc ne donnent pas de bons résultats.

Il vaut mieux montrer à une personne de l'entourage la manière de pratiquer les lavages avec la seringue.

BIBLIOGRAPHIE

Achard et Renaut. *Société de biologie*, 22 et 29 déc. 1891.

Alapy. Sur la stérilisation des instruments en gomme (*Annales des maladies des organes génito-urinaires*, p. 414, juill. 1890).

Albarran. L'infection urinaire et la bactérie pyogène (*Bulletin de la Société d'anatomie*, 28 déc. 1888).

— Étude sur le rein des urinaires. Thèse de Paris, 1889.

— Recherches sur l'asepsie dans le cathétérisme (*Annales des maladies des organes génito urinaires*, p. 33, janv. 1890).

— Note sur la stérilisation des seringues à lavages vésicaux (*Annales des maladies des organes génito-urinaires*, août 1890, p. 486).

— Le salol dans l'infection urinaire (*Mercredi médical*, 7 mai).

— Sur la gangrène urinaire d'origine microbienne (*Congrès de chirurgie*, 1891).

Albarran et Hallé. Note sur une bactérie pyogène et

sur son rôle dans l'infection urinaire (*Académie de médecine*, 21 août 1888).

Barette. Traité pratique d'antisepsie. Paris, 1888.

Baudouin (Marcel). L'asepsie et l'antisepsie à l'hôpital Bichat (*Progrès médical*, 1890).

— *Progrès médical*, n° 24, 15 juin 1889, p. 466.

Bazy. De l'antisepsie dans les maladies des voies urinaires (*Semaine médicale*, 5 mai 1890, n° 10, p. 73).

— Contribution à l'étude du traitement des cystites du col par les instillations argentiques (*Annales des maladies des organes génito-urinaires*, 1883).

Berlioz. Recherches classiques et expérimentales sur le passage des bactéries dans l'urine. Paris, 1887.

Bocquillon-Limousin. Formulaire de l'antisepsie et de la désinfection. Paris, 1893.

Bouchard. Leçons sur les maladies par ralentition de la nutrition, 1879.

— Thérapeutique des maladies infectieuses, 1888.

— Les microbes pathogènes. Paris, 1892.

Brun (F.) Des accidents imputables à l'emploi chirurgical des antiseptiques. Paris, 1886.

Caubet. Traitement des cystites chez la femme (*Archives de tocologie et de gynécologie*, janv.-févr. 1891).

Charrin. Sur la bactérie urinaire (*Société de biologie*, 29 déc.).

Clado. Étude sur une bactérie septique de la vessie. Thèse, Paris, 1887.

Clado. *Bulletin de la Société anatomique*, oct. 1887; nov. 1888.

Creuzan. Appareil (*Annales des maladies des organes génito-urinaires*, juin 1890).

Delagénière. De l'antisepsie des sondes (*Progrès médical*, n° 40, 5 oct. 1889).

Delefosse. La pratique de l'analyse des urines et de la bactériologie urinaire. 5e édition, Paris, 1893.

Desnos. Modifications aux seringues (*Annales des maladies des organes génito-urinaires*, janv. 1890, p. 45).

— Pratique de l'antisepsie dans les maladies des voies urinaires (*Société médicale pratique*, 23 janv. 1890).

— Traité élémentaire des maladies des voies urinaires. Paris, 1890.

Doyen. Congrès français de chirurgie, 1886.

— Néphrite bactérienne ascendante (*Journal des connaissances médicales*, 23 août 1888).

— *Académie de médecine*, 2 avril 1889.

Dreyfus. Antisepsie des voies urinaires par la médication interne (*Société médicale des hôpitaux*, 22 nov. 1890).

Duclaux. Ferments et maladies, 1882.

Enriquez. Contribution à l'étude bactériologique des néphrites infectieuses. Thèse de Paris, 1892.

Fourcaud. Stérilisation et conservation aseptique des instruments en gomme élastique et en caoutchouc vulcanisé. Thèse de Bordeaux, 1892.

Gangolphe. Guide pratique de petite chirurgie.

Guiard. Transformation ammoniacale des urines. Thèse de Paris, 1883.

Guyon. Des injections intra-vésicales (*Annales des maladies des organes génito-urinaires*, 1884).

— Leçons cliniques sur les maladies des voies urinaires. 2e édition, Paris, 1885.

— Leçons cliniques sur les affections chirurgicales de la vessie et de la prostate. Paris, 1888.

— Note sur la réceptivité de l'appareil urinaire à l'invasion microbienne (*Académie des sciences*, 29 avril 1889).

— Antisepsie rénale et vésicale (*Mercredi médical*, 30 juillet 1890).

— Pathogénie des accidents infectieux chez les urinaires (*Congrès de chirurgie*, 1892).

Hallé. *Bulletin de la Société anatomique*, oct. 1887.

— De l'infection urinaire (*Annales des maladies des organes génito-urinaires*, fév. 1892).

Harrison. Des causes de quelques formes de fièvre urineuse dans la pratique chirurgicale (*Congrès de chirurgie*, 1892).

Hartmann et de Gennes. Note sur les abcès miliaires des reins et l'infection urinaire (*Bulletin de la Société anatomique*, déc. 1888).

Horteloup. Traitement des abcès urineux (*Annales des maladies des organes génito-urinaires*, oct. 1891).

Krogius (Ali) *Société de biologie*, 23 juill. 1890.

— Recherches bactériologiques sur l'infection urinaire. Paris, 1892.

Kummer. Quelle est actuellement la méthode la meilleure et la plus pratique d'asepsie opératoire? (*Revue médicale de la Suisse romande*, août 1890).

Labadie-Lagrave. *Dictionnaire de médecine et de chirurgie pratiques de Jaccoud*, article *Rein*. Paris, 1881-82, t. XXX et XXXI.

Lancereaux. Dictionnaire encyclopédique des sciences médicales, article *Rein*. 1875.

Lavaux. Antisepsie de l'urèthre (*Académie des sciences*, 29 oct. 1887).

Legrain. Les microbes des écoulements uréthraux. Thèse de Nancy, 1888.

Macé. Traité pratique de bactériologie, 2e édition, Paris, 1892.

Pasteur. Mémoire sur les générations dites spontanées (*Annales de chimie*, 1859).

— *Compte rendus de l'Académie des sciences*, 1860.

Petit et Wassermann. *Annales des maladies des organes génito-urinaires*, 1891.

Poncet et Curtillet. *Lyon médical*, 29 déc. 1889.

— Communication à la Société de médecine de Lyon (*Bulletin médical*, n° 20, 9 mars 1890, p. 230).

Pozzi. Traité de gynécologie.

Reliquet. L'antisepsie des voies urinaires avant les

théories microbiennes (*Revue générale de clinique et de thérapeutique*, n° 10, 15 mars 1890).

Reliquet. Pathogénie de l'intoxication urineuse (*Congrès de chirurgie*, 1892).

Rey. De l'antisepsie des voies urinaires. Thèse de Montpellier, 1890.

Ricard. Asepsie des instruments employés dans le cathétérisme de l'urèthre (*Gazette des hôpitaux*, n° 28, 6 mars 1890).

Schmidt. Microbes et maladies, Paris, 1885, 1 vol. in-16 (*Bibl. scientifique contemporaine*).

Schniker (Julien). Sur l'étiologie de la cystite aiguë (*Centralblatt für Bacteriologie*, 1890, n° 25).

Southam. L'emploi des antiseptiques dans le traitement des rétrécissements de l'urèthre par l'uréthrotomie interne (*Lancet*, 1er juin 1890).

Terrier. Sur l'emploi du biborate de soude dans les opérations sur les voies urinaires (*Bulletin de la Société de chirurgie*, t. XII, p. 519, 1886).

— Stérilisation des sondes (*Progrès médical*, 5 oct. 1889).

Thorkild Rovsing. Die Blasenentzundungen, traduit du danois. Berlin, 1890.

Troisfontaines. Manuel d'antisepsie chirurgicale. Paris, 1888.

Tuffier. De l'action de l'urine sur les tissus (*Société de biologie*, 14 juin 1890).

Tuffier. Contribution à l'antisepsie urinaire (*Annales des maladies des organes génito-urinaires*, 1890, p. 161).

Tuffier et Albarran Sur les abcès urineux (*Annales des maladies des organes génito-urinaires*, sept. 1890.)

Van Tieghem. Recherches sur la fermentation de l'acide hippurique. Thèse de la Faculté des sciences, 1864.

Vinay. Manuel d'asepsie. Stérilisation et désinfection par la chaleur. Applications à la médecine, à la chirurgie, à l'obstétrique et à l'hygiène. Paris, 1890.

TABLE DES MATIÈRES

CHAPITRE V

CHAPITRE VI

BEALE. — **De l'urine, des dépôts urinaires et des calculs,** composition chimique, caractères physiologiques et pathologiques, indications thérapeutiques. 1 vol. in-18 jésus, avec 136 figures . . . . 7 fr.

BOCQUILLON-LIMOUSIN (H.). — **Formulaire de l'antisepsie et de la désinfection.** Préface par le Dr Verchère, chirurgien de Saint-Lazare. 1893. 1 vol. in-18, de 300 p. cart. . . 3 fr.

BOUCHARD (Ch.). — **Les microbes pathogènes,** par Ch. BOUCHARD, professeur à la Faculté de médecine de Paris, membre de l'Institut. 1892. 1 vol. in-16 de 320 pages (*Bibliothèque scientifique contemporaine*). . . . . 3 fr. 50

BOURGUET (E.). — **De l'uréthrotomie externe.** 1 vol. in-4, 1 planche. . . . . 3 fr.

BRUNNER (F.-A.). — **La médecine basée sur l'examen des urines.** 1 vol. in-8. 5 fr.

BURLUREAUX. — **La pratique de l'antisepsie dans les maladies contagieuses,** par le Dr Ch. BURLUREAUX, professeur agrégé à l'École du Val-de-Grâce. 1 vol. in-16 de 300 p. cart. . . . . 5 fr.

CHALEIX-VIVIE. — **Des névralgies vésicales.** 1888. 1 vol. gr. in-8 . . . . 2 fr. 50

CIVIALE (J.). — **Traité pratique sur les maladies des organes génito-urinaires.** 3e *édition.* 3 vol. in-8. . 24 fr.

— **Traité de la lithotritie.** 1 vol. in-8, avec 8 pl. . . 8 fr.

— **Parallèle des divers moyens de traiter les calculeux.** 1 vol. in-8, avec 3 planches. . . . . 8 fr.

COCTEAU. — **Des fistules uréthrales.** In-8, 127 p. 2 fr. 50

CORNIL. — **Leçons sur la syphilis** 1 vol. in-8, avec 9 pl. 10 fr.

DESRUELLES. — **Blennorrhée uréthrale.** 1 vol. in-8. 6 fr.

DOURRY (M.). — **De la taille périnéale chez l'homme.** 1869. in-8, 98 pages, 4 planches, 23 figures. . . . . 3 fr.

DUPLAY (S.), BOUILLY, PICQUÉ, SCHWARTZ, SEGOND, etc. — **Chirurgie des organes génito-urinaires de l'homme et de la femme.** 1888. 1 vol. gr. in-8 de 908 pages, avec 322 figures. . . . . 17 fr. 50

GAUTRELET. — **Urines, dépôts, sédiments, calculs** Applications de l'analyse urologique à la séméiologie médicale. 1889. 1 vol. in-18 jésus, avec 80 figures. . . . . 6 fr.

GUIBAL (L.). — **Du spasme uréthral.** 1 vol. in-8. . . 3 fr.

GUYON. — **Leçons cliniques sur les maladies des voies urinaires,** professées à l'hôpital Necker, par Félix GUYON professeur à la Faculté de médecine de Paris. 2e *édition.* 1885. 1 vol. gr. in-8. de 1084 pages, avec figures. . . . . . 16 fr.

— **Leçons cliniques sur les affections chirurgicales de la vessie et de la prostate.** 1 vol. gr. in-8 de 1100 pages, avec figures . . . . 16 fr.

HUNTER. — **Traité de la maladie vénérienne.** 3e *édition*, 1 vol. in-8, avec 9 planches. . . . . 12 fr.

JULLIEN (Louis). — **Traité pratique des maladies vénériennes**, par le Dr L. JULLIEN, chirurgien de Saint-Lazare. 2e *édition*. 1886. 1 vol. in-8, avec 216 figures. . . . . . 20 fr.

LEFERT (P.) — **La Pratique journalière des Hôpitaux de Paris.** Aide-mémoire et formulaire de thérapeutique appliquée. 2e *édition*. 1 vol. in-18, 356 pages, cart . . . . . 3 fr.

— **La Pratique gynécologique et obstétricale des Hôpitaux de Paris.** 1893. 1 vol. in-18, cart . . . . 3 fr.

— **La Pratique dermatologique et syphiligraphique des Hôpitaux de Paris.** 1893. 1 vol. in-18, cart . . . 3 fr.

MACÉ (E.). — **Traité pratique de bactériologie**, par E. MACÉ, professeur à la Faculté de médecine de Nancy. 2e *édition*. 1892, 1 vol. in-8 de 744 p., avec 201 fig. . . . . 10 fr.

MALTRAIT (P.). — **Traumatisme de la vessie.** 1 vol. grand in-8. . . . . 3 fr. 50

MAURIAC (Ch.). — **Leçons sur les maladies vénériennes** (*Syphilis primitive et Syphilis secondaire*). 1883. 1 vol. grand in-8. . . . . 18 fr.

— **Nouvelles leçons sur les maladies vénériennes** (*Syphilis tertiaire et Syphilis héréditaire*). 1890. 1 vol. gr. in-8 de 1168 pages. . . . . 20 fr.

MERCIER (G.). — **Guide pratique pour l'analyse des urines**, procédés de dosage des éléments de l'urine, tables d'analyse, recherches des médicaments éliminés par l'urine. 1893. 1 vol. in-18 jésus, 3 fig., 4 pl., cart. . . . . 4 fr.

RAYER. — **Traité des maladies des reins** et des altérations de la sécrétion urinaire. 3 vol. in-8 . . . . 24 fr.

RICORD. — **Lettres sur la syphilis.** 1 vol. in-16. . . . 3 fr. 50

ROBIN (Alb.). — **Essai d'urologie clinique**, par Albert ROBIN, agrégé de la Faculté de médecine. 1 vol. gr. in-8. . . 4 fr. 50

ROQUE. — **Toxicité des urines albumineuses.** 1890. 1 vol. in-8 . . . . 3 fr.

SCHMITT (J.). — **Microbes et maladies**, par le Dr J. SCHMITT, professeur à la Faculté de médecine de Nancy. 1886. 1 vol, in-16, avec 24 fig. (*Bibl. scient. contemp.*). . . . . 3 fr. 50

THOMPSON (Henry). — **Traité des maladies des voies urinaires.** 2e *édition*. 1 vol. in-8, avec 218 fig., cart. . . . 20 fr.

— **Leçons cliniques sur les maladies des voies urinaires.** 1889. 1 vol. in-8, avec 148 fig . . . . 12 fr.

VINAY. — **Manuel d'asepsie.** Stérilisation et désinfection par la chaleur. Applications à la médecine, à la chirurgie, à l'obstétrique et à l'hygiène. 1890. 1 vol. in-18 de 532 p. avec 74 fig., cart. (*Bibliothèque du médecin praticien*). . . . . 8 fr.

THÉRAPEUTIQUE, MATIÈRE MÉDICALE, PHARMACIE

Traité élémentaire de thérapeutique, de matière médicale et de pharmacologie, par le Dr A. MANQUAT, répétiteur de thérapeutique à l'École du service de santé militaire à Lyon. 2 vol. in-8, ensemble 1428 p. .... 18 fr.

Ce nouveau *Traité de thérapeutique*, dont M. Manquat vient de publier simultanément les deux volumes, est un des mieux conçus parmi ceux qui ont paru depuis un certain temps. Il est facile de voir, par la clarté avec laquelle il est écrit, par la netteté avec laquelle l'histoire de chaque médicament est présentée et aussi par la concision qu'il a su apporter dans une aussi vaste étude, que l'auteur est rompu à l'enseignement et connaît, par une expérience quotidienne, toutes les difficultés de son sujet.

Ce livre a été écrit essentiellement à un point de vue pratique et on peut ajouter que, grâce à la rapidité avec laquelle il a été publié, il exprime d'une façon parfaitement exacte l'état actuel de la science, qui, depuis quelques années, s'est cependant bien modifiée par l'introduction dans la thérapeutique d'une multitude de médicaments nouveaux.

Dr Lucas-Championnière, *Journal de méd. et de chirur. prat.*, nov. 1891.

Formulaire des médicaments nouveaux et des médications nouvelles pour 1892, par H. BOCQUILLON-LIMOUSIN, pharmacien de 1re classe. Introduction par le Dr HUCHARD, médecin des hôpitaux. 1 vol. in-18 de 324 p., cartonné .... 3 fr.

La troisième édition de ce *Formulaire* contient un grand nombre d'articles nouveaux parmi lesquels nous signalerons les suivants : Anticamine, Apionine, Benzengénol, Bromol, Carpaïne, Cocaïne (Phénate de), Cradine, Dermatol, Diodosalicylique (Acide), Europhène, Gallacetophénone, Glutinopeptonate de sublimé, Glycéro-alcoolés, Huile camphrée, Injections d'huile, Iodopyrine, Iodure de carvacrol et de terpène, Microcidine, Phénocolle, Phénylpropionique (Acide), Salicylbromanilide, Spermine, Styracol, Thialdine, Tuberculine, etc., qui n'ont encore trouvé place dans aucun formulaire, même dans les plus récents.

Ce formulaire renferme toutes les drogues nouvelles et est absolument au courant. On y trouve tous les renseignements désirables sur les produits les plus nouvellement expérimentés. *Bulletin général de thérapeutique.*

La pratique de l'hydrothérapie, par le Dr ÉM. DUVAL. Préface par le professeur M. PETER. Ouvrage couronné par l'Académie des sciences. 1 vol. in-16 de 360 p., avec fig., cartonné .... 5 fr.

Ce livre est exclusivement pratique. L'auteur fait connaître les résultats d'une expérience de plus de 30 années dans l'application d'une médication puissante, qui a déjà rendu d'immenses services et qui en rendra de plus grands encore, quand tous les praticiens en connaîtront bien les ressources, et qu'ils en prescriront et en feront eux-mêmes de plus fréquentes applications.

Manipulations de botanique médicale et pharmaceutique. Iconographie histologique des plantes médicinales, par MM. JOSEPH HÉRAIL, agrégé des Ecoles supérieures de pharmacie (Paris), professeur de matière médicale à l'Ecole de médecine et de pharmacie d'Alger, et VALÈRE BONNET, préparateur à l'Ecole de pharmacie de Paris, expert du laboratoire municipal de Paris. Préface par M. le professeur G. PLANCHON, directeur de l'Ecole de pharmacie de Paris. 1 vol. gr. in-8 de 320 p. et 223 fig., avec 36 pl. coloriées, cartonné.............................. 20 fr.

L'ouvrage que viennent de publier MM. Hérail et Bonnet, destiné à guider les élèves en médecine et en pharmacie dans leurs études de micrographie botanique, paraît devoir prendre une place importante parmi les livres classiques. Il se compose de deux parties bien distinctes.

La première partie est un manuel d'histologie et d'anatomie végétales, qui mérite à tous les points de vue les plus grands éloges. Tout d'abord, quant au fond, elle est absolument au courant des plus récents progrès de la science botanique. Tout y est moderne, aussi bien ce qui est relatif aux faits d'observation et aux théories qu'en ce qui concerne les indications techniques sur l'exécution des coupes microscopiques, l'emploi des réactifs colorants et autres et le montage des préparations.

Les qualités de la forme sont à la hauteur des mérites du fond. Le style a la sobriété et la concision qui conviennent aux travaux scientifiques et les enseignements s'en dégagent, méthodiquement enchaînés, avec cette clarté que les étudiants apprécient avant tout. Ces enseignements sont d'ailleurs judicieusement choisis, dans cette première partie, pour préparer les élèves à l'étude des objets décrits dans la seconde partie de l'ouvrage.

Celle-ci, toute spéciale et professionnelle, porte sur l'histologie des plantes médicinales, et comprend la description des coupes microscopiques d'un assez grand nombre de drogues, racines, tiges, écorces, feuilles, fruits et graines employés en pharmacie, accompagnée de 36 planches dues au talent délicat et élégant de M. V. Bonnet. Ces planches, par les bonnes proportions des figures, par la finesse des traits, par les couleurs discrètement distribuées qui mettent en relief certaines parties des dessins, présentent, outre leurs qualités artistiques, la netteté indispensable à tout travail de ce genre.

Les qualités sérieuses de l'ensemble de cet ouvrage méritent de le faire chaleureusement recommander à nos élèves, qui en tireront le plus grand profit. *Province médicale*, 26 juin 91.

Les champignons au point de vue biologique, économique et taxonomique, par A. ACLOQUE. 1 vol. in-16 de 350 p., avec 100 fig. (*Bibliothèque scient. contemporaine*). 3 fr. 50

Les matières grasses, caractères, essais et falsifications des beurres, huiles, graisses, suifs, etc., par G. BEAUVISAGE, professeur agrégé à la Faculté de médecine de Lyon. 1 vol. in-16, 380 p., 50 fig., cart. (*Bibl. des conn. utiles*). 4 fr.

Leçons de zoologie médicale, par le Dr PAUL GIROD, professeur à l'Ecole de médecine de Clermont-Ferrand. 1 vol. grand in-8, avec 20 pl..... 5 fr.

Précis de thérapeutique, de matière médicale et de pharmacie vétérinaires, par P. GAGNY, président de la Société centrale de médecine vétérinaire de France. Préface par M. PEUCH, professeur à l'École vétérinaire de Lyon. 1 vol. in-18 jésus de 676 p., avec 106 fig., cartonné.. 8 fr.

Nouveaux éléments de pharmacie, par A. ANDOUARD, professeur à l'Ecole de médecine de Nantes, correspondant de l'Académie de médecine. 4ᵉ *édition*. 1 vol. gr. in-8 de 900 p. avec 200 fig. 20 fr.

Aide-mémoire de pharmacie, *vade-mecum* du pharmacien à l'officine et au laboratoire, par E. FERRAND, rédacteur en chef de l'*Union pharmaceutique*. 5ᵉ *édition*, comprenant les formules du Codex, les médicaments nouveaux et les formules nouvelles et un formulaire vétérinaire. 1 vol. in-18 jésus de 852 p., 168 fig., cart........................ 8 fr.

Commentaires thérapeutiques du Codex medicamentarius ou histoire de l'action physiologique et des effets thérapeutiques des médicaments inscrits dans la pharmacopée, par le professeur A. GUBLER. 4ᵉ *édition*, 1 vol. gr. in-8 de 1061 p.. 16 fr.

Sophistication et analyse des vins, par A. GAUTIER, membre de l'Institut, professeur de chimie à la Faculté de médecine. 4ᵉ *édition*. 1 vol. in-18 jésus de 356 pages, avec 4 pl. color., cartonné........... 6 fr.

La pratique de l'analyse des urines et de la bactériologie urinaire, par le Dʳ DELEFOSSE. 4ᵉ *édition*. 1 vol. in-18 jés. de 212 pages, avec 26 pl. comprenant 103 fig., cart. (*Bibl. du médecin praticien.*).. 4 fr.

L'Essai commercial des vins et vinaigres, par J. DUJARDIN. 1 vol. in-16 de 350 pages, avec 100 figures, cartonné (*Bibliothèque des connaissances utiles*)........................ 4 fr.

Traité de matière médicale homœopathique, comprenant les pathogénésies du Traité de matière médicale pure et du Traité des maladies chroniques, par SAMUEL HAHNEMANN. Traduit par LÉON SIMON et V.-P. LÉON SIMON, de l'Hôpital Hahnemann. 4 vol. in-8.. 33 fr.

Traité théorique et pratique de l'électro-homœopathie, par GENTY de BONQUEVAL. 2ᵉ *édition*. 1 volume in-8 de 352 pages........................ 5 fr.

BACTÉRIOLOGIE

Traité pratique de bactériologie, par E. MACÉ, professeur d'histoire naturelle médicale à la Faculté de médecine de Nancy. 2ᵉ *édition*. 1 vol. in-8 de 744 p., avec 200 fig.......................... 10 fr.

Précis d'analyse microbiologique des eaux, suivi de la description et de la diagnose des espèces bactériennes des eaux, par le Dʳ GABRIEL ROUX, directeur du bureau municipal de la ville de Lyon, chef des travaux de clinique médicale à la Faculté de médecine. Préface de M. le professeur ARLOING, correspondant de l'Institut. 1 vol. in-18 de 404 p., avec 73 fig., cart............. 5 fr.

Les relations de l'eau avec les maladies infectieuses et, par suite, avec l'hygiène publique et privée sont aujourd'hui bien établies. L'analyse microbiologique est le complément indispensable de toute analyse chimique d'une eau destinée à l'alimentation, soit qu'on désire simplement savoir si ce liquide est suffisamment pur et bien filtré, soit qu'on veuille, au cours d'une épidémie, se rendre compte du rôle étiologique qui doit lui être attribué.

De toutes parts, on cherche des moyens de déceler avec certitude la présence dans les eaux potables des microbes pathogènes qui sont, sans contredit, ceux qui nous intéressent le plus vivement.

C'est par milliers que se comptent aujourd'hui ces sortes d'analyses, et tout bactériologue peut continuellement être appelé à en pratiquer une.

Un *Précis d'analyse microbiologique des eaux* a donc sa place dans la bibliothèque du pharmacien et du chimiste. C'est en vue de le diriger, de lui éviter les tâtonnements et de lui permettre de se rendre facilement compte des difficultés qu'il rencontrera, chemin faisant, que M. Gabriel Roux écrit ce *Précis*, qui apprendra au débutant ce qui est nécessaire pour explorer les régions encore inconnues de la microbiologie dans ses rapports avec l'eau.

Le remède de Koch, sa valeur contre la tuberculose, par le professeur H.-W. MIDDENDORP. Gr. in-8, 32 p.. 2 fr.

Etude critique des procédés d'épuration et de stérilisation des eaux de boisson, par GABRIEL POUCHET, professeur agrégé à la Faculté de médecine de Paris. In-8, 20 p.... 1 fr.

Etudes expérimentales sur les microbes des eaux, par le Dʳ V. DESPEIGNES. 1 vol. gr. in-8......... 3 fr.

Manuel d'asepsie, stérilisation et désinfection par la chaleur, applications à la médecine, à la chirurgie, à l'obstétrique et à l'hygiène, par VINAY, médecin des hôpitaux de Lyon. 1 vol. in-18 jésus de 572 p., avec 74 fig., cart. (*Bibliothèque du médecin praticien*).. 8 fr.

PATHOLOGIE EXTERNE ET CLINIQUE CHIRURGICALE

Clinique chirurgicale, par U. TRÉLAT, professeur de clinique chirurgicale à la Faculté de médecine de Paris, chirurgien de l'hôpital de la Charité. Leçons publiées par les soins de M. Pierre Delbet, préface de M. Paul Segond. 2 vol. gr. in-8 de 800 p., avec fig. .... 30 fr.

Nous recommandons la lecture de cet ouvrage à tous les médecins. La bonne distribution des leçons et la multiplicité des sujets font de ce recueil un véritable et excellent traité de pathologie et de thérapeutique chirurgicales. *Gazette médicale de Paris*, 9 mai 1891.

C'est l'œuvre scientifique d'un des plus grands chirurgiens de ce siècle. Tout y est à lire et à méditer. (*Archives générales de médecine.*)

Nouveaux éléments de pathologie et de clinique chirurgicales, par FR. GROSS, professeur de clinique chirurgicale à la Faculté de médecine de Nancy, J. ROHMER et A. VAUTRIN, professeurs agrégés à la Faculté de médecine de Nancy. 3 vol. in-8.......................... 36 fr.

Le public médical accueillera avec faveur l'ouvrage de M. le Professeur Gross. Il tient le milieu entre le simple manuel et le traité complet. Les chapitres n'y sont pas trop résumés, ils renferment beaucoup de matières, et sont suffisants pour l'étudiant qui débute et pour le praticien qui veut se remémorer les choses. De plus l'ouvrage est fait dans un bon esprit, avec impartialité, et il est au courant de la science et des derniers travaux importants ; il a l'esprit didactique. Il justifie son titre d'éléments de pathologie et de clinique ; en effet, les auteurs ont donné une grande importance à la thérapeutique, et sont entrés dans des développements plus grands que ceux que l'on trouve d'habitude dans les ouvrages de ce genre.

Dr Nicaise, prof. agrégé à la Faculté de méd., chirur. des hôpitaux de Paris. *Revue de chirurgie*, juillet 1891.

Traité des maladies du larynx, du pharynx et des fosses nasales, par le docteur LENNOX BROWNE, chirurgien de l'hôpital pour les maladies du larynx à Londres, traduit par M. le Dr AIGRE, préface de M. le docteur GOUGUENHEIM, médecin de l'hôpital la Riboisière. 1 vol. in-8 de 650 p., avec 242 fig. et 2 pl. col.......................... 12 fr.

Cet ouvrage est excellent et fournira à tout spécialiste et à tout praticien un livre sérieux d'étude.

Toutes les affections du larynx, du pharynx et des fosses nasales y sont traitées d'une manière magistrale et en même temps très pratique. Rien d'inutile dans ce volume qui renferme tout ce qu'il est indispensable de connaître. De nombreuses figures intercalées dans le texte et deux planches en couleur complètent fort à propos l'ouvrage. La traduction est simple et facile à lire ; le docteur Aigre y a ajouté quelques annotations. Enfin, le docteur Gouguenheim a placé en tête une préface fort élogieuse pour l'auteur et pour le traducteur. *Bulletin général de thérapeutique.*

Précis d'opérations de chirurgie, par J. CHAUVEL, professeur de médecine opératoire à l'École du Val-de-Grâce, médecin principal de l'armée. 3e *édition*, augmentée de notions sur l'*antisepsie chirurgicale*. 1 vol. in-18 jésus de 850 p., avec 350 fig., cart. .... 9 fr.

Chirurgie des os et des articulations, par OLLIER et PONCET, professeurs à la Faculté de médecine de Lyon. 1 vol. gr. in-8 de 889 p. à 2 col., avec fig. .... 17 fr. 50

Les tuberculoses du pied, des résultats éloignés de leur traitement, par le Dr AUDRY. 1 vol. gr. in-8, 234 p. .... 5 fr.

Chirurgie de la tête, yeux, oreilles, bouche, face, etc., par les Drs GÉRARD MARCHANT, MASSELON, GUERDER, BRASSEUR, etc. 1 vol. gr. in-8 de 884 p. à 2 col., avec fig. .... 17 fr. 50

Chirurgie du larynx, du sein, de l'abdomen et de l'anus, par L. PICQUÉ, BARETTE et E. LE BEC, chirurgiens des Hôpitaux de Paris. 1 vol. gr. in-8 de 756 p., à 2 col., avec 382 fig. .... 17 fr. 50

Maladies des yeux et maladies des dents, relations pathologiques entre les yeux et les dents, par le Dr COURTAIX. 1 vol. in-8, 144 p. .... 3 fr. 50

L'Odontotechnie, ou l'art de préserver, de guérir, de restaurer et de remplacer les dents, par JAMES MILLER, 1 vol. in-8, 267 p., 160 fig. .... 3 fr. 50

Chirurgie des organes génito-urinaires de l'homme et de la femme, par S. DUPLAY, professeur à la Faculté de médecine de Paris, BOUILLY, SEGOND, SCHWARTZ, professeurs agrégés, chirurgiens des Hôpitaux. 1 vol. gr. in-8 de 908 p., avec 222 fig. .... 17 fr. 50

Des anévrismes diffus consécutifs de l'aorte et particulièrement des anévrismes diffus thoraciques, par le docteur S. PETROVITCH. 1 vol. gr. in-8, 181 p., avec pl. .... 4 fr.

De la cure des hernies étranglées gangrenées par l'entérectomie, suivie de l'utérorrhaphie longitudinale, par le docteur J. MARIN. 1 vol. gr. in-8, 87 p. .... 2 fr. 50

De l'hygroma trochantérien, par le Dr J.-B. PETIT. 1 vol. grand in-8 de 168 p. .... 4 fr.

Néoplasmes primitifs des nerfs des membres, par le Dr PERET-GILBERT. 1 vol. gr. in-8 de 191 p. .... 4 fr.

PATHOLOGIE INTERNE ET CLINIQUE MÉDICALE

La neurasthénie (Épuisement nerveux), par L. BOUVERET professeur agrégé à la Faculté de médecine, médecin des Hôpitaux de Lyon. 1 vol. in-8 de 500 p. .... 6 fr.

Cet ouvrage est un exposé très complet et très clair de l'état actuel de la science sur cette affection, à la fois si commune et si complexe, dans ses manifestations. C'est sans contredit le meilleur traité sur la maladie de Béard que nous possédons à l'heure actuelle. Cet ouvrage, en effet, n'est pas une compilation bien faite comme tant d'autres du même genre. M. Bouveret y fait preuve d'un sens critique et clinique très développé, et on voit qu'il connaît à fond le sujet qu'il traite. Cet ouvrage est le plus complet et, j'ajouterai, le plus suggestif que nous possédions sur la matière. Aussi je ne puis que recommander sa lecture à tous ceux qui, de près ou de loin, tiennent à se tenir au courant des récentes conquêtes de la pathologie nerveuse.

Dr J. DÉJERINE, professeur agrégé à la Faculté de médecine de Paris.
Médecine moderne.

Cet ouvrage est fait avec beaucoup de soin et donne une idée excellente de la maladie.

Revue de médecine, 10 juin 1861.

La Dyspepsie par hypersécrétion gastrique (*Maladie de Reichmann*), par les Drs L. BOUVERET et E. DEVIC. 1 vol. in-8 de 250 p. .... 5 fr.

L'Athétose double et les chorées chroniques de l'enfance. Étude de pathologie nerveuse, par le Dr J. AUDRY, médecin des hôpitaux de Lyon. 1 vol. in-8 de 411 p. avec 2 photogr. et 4 pl. .... 10 fr.

Maladies et médicaments à la mode, par le Dr DEGOIX. 1 vol. in-16, de 160 p. (*Petite bibliothèque médicale*) .... 2 fr.

L'influenza de 1889-1890 en Russie, par J. TEISSIER, professeur à la faculté de médecine de Lyon. 1 vol. in-4 avec cartes et plans.................. 5 fr.

La grippe et l'aliénation mentale, par le Dr LELEDY. 1 vol. gr. in-8 de 200 p.. 4 fr.

Les morphinomanes. Comment on devient morphinomanes, les prédestinés, éphémère volupté et supplices durables, désordres physiques et troubles de l'intelligence, médecine légale, traitement, par le Dr HENRI GUIMBAIL. 1 vol. in-16 de 320 p. (*Bibliothèque scientifique contemporaine*)........ 3 fr. 50

Les hystériques, état physique et état mental, actes insolites, délictueux et criminels. 3e *édition*, par le docteur LEGRAND DU SAULE, médecin de la Salpêtrière. 1 vol. in-8 de 625 p.. 8 fr.

Les maladies de l'esprit, par le Dr MAX SIMON. 1 vol. in-16 de 320 p. (*Bibliothèque scientifique contemporaine*).............................. 3 fr. 50

Contribution à l'étude anatomique et clinique de l'Acromégalie et en particulier d'une forme amyotrophique de cette maladie, par le Dr G. DUCHESNEAU. 1 vol. gr. in-8, de 208 p.................. 5 fr.

Études sur les maladies cérébrales et mentales, par le Dr J. COTARD, ancien interne des hôpitaux de Paris. Préface par le Dr J. FALRET, médecin de la Salpêtrière. 1 vol. in-8 de 600 p.................................. 8 fr.

Étude sur les troubles intellectuels liés aux lésions circonscrites du cerveau, par le Dr S. LWOFF. 1 vol. gr. in-8 de 176 p....... 4 fr.

L'Estomac et le corset. Déviations, dislocations, troubles fonctionnels de l'estomac provoqués par le corset, par le Dr EUGÈNE CHAPOTOT. 1 vol. in-8, avec 23 fig.. 3 fr. 50

Fièvre typhoïde, monographie clinique et thérapeutique, par le Dr F. COUTENOT, professeur à l'École de médecine de Besançon. 1 vol. in-8, 261 p. et 4 pl........... 4 fr.

Les quatre points cardinaux de la médecine, par le Dr DECHAUX. 1 vol. in-18 jésus de 450 p.................. 5 fr.

La médecine grecque, depuis Asclépiade jusqu'à Galien, par le Dr TSINTSIROPOULOS. 1 vol. gr. in-8 .... 4 fr.

Étude sur le Pancréas et sur le diabète pancréatique, par le Dr P. NOMMES. 1 vol. in-8 de 141 p. .... 3 fr. 50

HYGIÈNE

Précis d'hygiène publique, par le Dr BEDOIN. Préface par M. le prof. P. BROUARDEL, doyen de la Faculté de médecine de Paris, président du Comité consultatif d'hygiène publique de France. 1 vol. in-18 jésus de 333 p., avec 70 fig., cartonné (*Bibliothèque du médecin praticien*) .... 5 fr.

Dans un livre très bien fait, très bien écrit, M. le Dr Bedoin a cherché à vulgariser des notions encore trop peu répandues en dehors des personnes qui s'occupent professionnellement d'Hygiène générale et à la seule portée desquelles se trouvent les récents traités classiques, comme aussi les ouvrages scientifiques proprement dits. Il a eu spécialement en vue les divers Conseils, Comités et Commissions d'hygiène ou de salubrité publique de province, généralement mal au courant de toutes ces questions, ainsi que des professeurs de l'enseignement secondaire auxquels le plan d'études du 12 août 1890 prescrit des conférences d'hygiène.

Dix-neuf chapitres renferment tout ce qu'il est utile de savoir et de bien connaître ; de nombreuses figures viennent ajouter à la clarté du texte et rendre la lecture de ce livre aussi agréable qu'utile. En dehors des questions générales sur l'air, l'eau, le sol, les habitations, les professions..., etc., l'auteur étudie les questions relatives aux affections contagieuses ou épidémiques, leur prophylaxie par la désinfection, l'isolement, la vaccination, puis passe aux industries insalubres, à l'hygiène des habitations privées et collectives..., etc.

Nous sommes de l'avis de M. le professeur Brouardel, qui a présenté ce livre au public et l'a appuyé de sa haute autorité ; comme lui, nous sommes convaincus qu'après avoir lu ce *Précis*, bien des médecins le garderont à la portée de leur main. *Journal d'hygiène*, 8 octobre 1891.

Dr MOREAU, de Tours.

La gymnastique à la maison, à la chambre et au jardin, par le Dr ANGERSTEIN et ECKLER, professeur de gymnastique. 1 vol. in-16 de 160 p., avec 55 fig. .... 2 fr.

La gymnastique des demoiselles, par ANGERSTEIN et ECKLER. 1 vol. in-16 de 160 p., avec 55 fig. .... 2 fr.

es substances alimentaires, étudiées au microscope, surtout au point de vue de leurs altérations et de leurs falsifications, par E. MACÉ, professeur d'histoire naturelle à la Faculté de médecine de Nancy. 1 volume in-8 de 500 p., avec 402 fig. et 24 planches coloriées, dont 8 reproduites d'après les *Etudes sur le vin* de M. L. PASTEUR........... 14 fr.

e livre de M. Macé, qui est un véritable *Traité d'analyse microscopique denrées alimentaires*, nous a paru être le meilleur de tous les ouvrages ilaires publiés dans ces dernières années. Le texte est bien ce qu'on vait attendre du micrographe et du bactériologiste qui a écrit l'excellent *ité de bactériologie* que nous avons présenté à nos lecteurs, et les tres, qui sont surtout le point faible de tous ces traités d'analyse alimen-e, sont tout à fait suffisantes au double point de vue du nombre et l'exactitude. L'auteur a eu, d'ailleurs, l'heureuse idée de se servir de lques-unes des belles planches des *Études sur le vin* de M. Pasteur, ou-ge très rare aujourd'hui : les lecteurs apprécieront cet intéressant extrait.

e plan de l'ouvrage est celui qui s'imposait naturellement, et l'on y ive successivement l'examen des *substances d'origine animale,* celui *substances d'origine végétale*, et celui des *boissons*. Chaque étude est divisée en deux parties comprenant celle des altérations et celle des ifications.

ous ne saurions mieux rendre l'impression que nous a laissée la lecture cet ouvrage qu'en le louant tant au point de vue scientifique proprement comme livre d'enseignement et d'étude, qu'au point de vue de l'hygiène liquée, comme *vade-mecum* obligé de l'expert et de tout curieux, s'inté-sant à la question des falsifications alimentaires. On sait, d'ailleurs, lle importance a prise aujourd'hui l'industrie des falsifications, contre uelle il serait presque vrai de dire qu'il est du devoir de tout bon yen de lutter dans toute la mesure de ses moyens, car ce sont surtout pauvres et les faibles qui en sont les premières et les nombreuses vic-es.

e bons ouvrages comme celui de M. Macé sont les armes devenues indis-sables et qui, nous l'espérons, seront suffisantes pour réduire la science audace toujours croissante des inventeurs de falsifications, cette nou-e forme du vol tout à fait *fin de siècle*.

Revue scientifique, 6 juin 1891.

---

nales d'hygiène publique et de médecine légale, directeur de la rédaction, le Dr P. BROUARDEL, président du Comité consultatif d'hygiène publique de France, professeur de médecine légale à la Faculté de médecine de Paris. Prix de l'abonnement annuel : Paris, 22 fr. — Départements, 24 fr. — Union postale, 25 fr.

---

ecueil des travaux du comité consultatif d'hygiène publique de France. Tome XX (1891). 1 vol. in-8, de 858 p.. 10 fr.
Prix de la collection complète, 20 tomes en 21 vol. in-8....... 181 fr.

ENVOI FRANCO CONTRE UN MANDAT SUR LA POSTE

Le végétarisme et le régime végétarien ration par le BONNEJOY, préface par le Dr DUJARDIN-BEAUMETZ. 1 vol. in de 260 p. (*Bibl. scient. contemporaine*)........................ 3 fr.

Le Végétarisme compte des millions d'adeptes à l'étranger : en Anglete ils forment des sociétés puissantes, ayant leurs journaux, leurs cerc leurs restaurants. Il existe chez nos voisins toute une littérature à ce su Le livre du Dr Bonnejoy est le premier volume qui soit publié sur la mati en France. La vie végétarienne n'est pas encore entrée dans les mœu On ne saurait cependant méconnaître qu'en présence des excès toujo croissants de l'alcoolisme, dus à l'abus de la viande dans le régime menlaire, il se fait un mouvement en faveur du régime végétarien. travaux de Pasteur, de Bouchard et d'Armand Gautier, en nous fais connaître les toxines sécrétées par les microbes et les dangers des au intoxications intestinales, ont fait du régime végétarien une des ba essentielles de la thérapeutique antiseptique.

Le Dr Dujardin-Beaumetz, qui a trouvé dans le régime végétarien propre guérison, s'est fait un de ses défenseurs et un de ses propagate et a bien voulu appuyer de sa haute autorité, en le présentant au pub le livre du Dr Bonnejoy.

Hygiène de la table, par le Dr DEGOIX. 1 vol. in-16 de 160 (*Petite bibliothèque médicale*)... 2

Table des matières. — L'art de manger : soupes et potages ; viand volaille et gibier ; poissons ; légumes, fruits ; boissons, café et alcool ; mentation dans la dyspepsie et dans le diabète.

Hygiène de la toilette, par le Dr DEGOIX. 1 vol. in-16, 160 p. (*Petite bibl. médicale*). 2

Table des matières. — Les soins de la peau. — Le vêtement. — Paru et parfums. — La maison.

Hygiène des lycées. Études faites au lycée Saint-Louis, par Dr A. TROUILLET. 1 vol. gr. in-8, 132 avec cartes.................................... 3 fr.

Les eaux potables en général, et applications à l'h giène sanitaire de ville de Lyon, par le Dr PROTHIÈRE. 1 vol. gr. in-8, 112 p... 3

Les passions, dangers et inconvénients pour les individus, famille et la société, hygiène morale et sociale, p le Dr L. BERGERET. 1 vol. in-18 jésus (*Bibl. médic. variée*). 3 fr.

L'art de soigner les enfants malades, par le PÉRIE 1 vol. in-16 de 214 p. (*Petite bibliothèque médicale*)........... 2

---

a première enfance. Guide hygiénique des mères et des nourrices, par le Dr E. PÉRIER. 3e *édition*. 1 vol. in-16, avec fig. (*Petite bibliothèque médicale*)...... 2 fr.

'éducation des facultés mentales, par le docteur J. NOGIER, médecin principal de l'armée. 1 vol. in-16 de 173 p. (*Petite bibliothèque médicale*).. 2 fr.

uide de la garde-malade, par le Dr MONTEUUIS. 1 vol. in-16, avec fig. (*Petite bibliothèque médicale*).. 2 fr.

es maladies des enfants à Paris, par le docteur E. GOUBERT. 1 vol. gr. in-8.. 5 fr.

a Syphilis et les moyens préservatifs des maladies vénériennes, par le Dr P. DIDAY, chirurgien en chef de l'Antiquaille de Lyon. 1 vol. in-18 jés. (*Bibliothèque médicale variée*)............ 3 fr. 50

ygiène religieuse et scientifique, par L. ALLIOT. 1 vol. in-16, avec fig. (*Petite bibliothèque médicale*).. 2 fr.

a sobriété. Conseils pour vivre longtemps, par L. CORNARO. Le régime de Pythagore, d'après le Dr COCCHI. 1 vol. in-16 avec 5 pl. (*Bibliothèque médicale variée*)............ 3 fr. 50

'hygiène en Allemagne et en Autriche-Hongrie, par le Dr J. GIRODE, ancien interne des hôpitaux de Paris. In-8, 64 p.. 2 fr.

es maladies évitables, par le professeur P. BROUARDEL. In-8, 36 p............... 1 fr. 50

a vaccination obligatoire et la prophylaxie de la variole, par le prof. P. BROUARDEL. In-8, 32 p.. 1 fr. 50

eux épidémies de fièvre typhoïde, par le prof. P. BROUARDEL et le Dr L. THOINOT. In-8, 42 p.. 1 fr. 50

MÉDECINE LÉGALE

Le laboratoire de toxicologie, méthodes d'expert toxicologique, trava du laboratoire, par le professeur BROUARDEL et JULES OGIE 1 vol. gr. in-8 de 224 p., avec 30 fig. 8

Cet ouvrage renferme une série de documents médico-légaux d'un h intérêt scientifique, et destinés à faciliter la tâche ardue des experts général.

Ce travail de MM. Brouardel et Ogier est divisé en deux parties. première partie est consacrée aux procédés d'analyse généralement sui au laboratoire. Après avoir envisagé les opérations préliminaires à u expertise chimique, c'est-à-dire l'autopsie, la mise en bocaux des viscère la conservation des viscères, etc., les auteurs passent en revue les rech ches usuelles qui sont pratiquées dans le laboratoire.

La deuxième partie remet en mémoire plusieurs travaux scientifiques q ont été entrepris dans le laboratoire. Nous mentionnerons, notamment, recherches sur la digitaline, la morphine et la codéine, par M. Lafont; s la colchicine, par M. Ogier; sur la saccharine, par MM. Brouardel, Ponc et Ogier; sur l'acide picrique, par M. Popoff, etc.

Dr A. JOSIAS. *Progrès médical.*

L'anthropologie criminelle, par le Dr X. FRANCOTT professeur à l'Université Liège. 1 vol. in-16 de 363 p., avec 50 fig. (*Bibliothèque scientifiq contemporaine*) .... 3 fr.

L'anthropologie criminelle et la responsabilit médico-légale, par le Dr B.-E. DORTEL. 1 vol. gr. in-8 181 p 4

Des aliénés criminels, par le Dr C. ALLAMAN. 1 vol. g in-8, 183 p. 4

ACCOUCHEMENTS ET GYNÉCOLOGIE

Hygiène de la grossesse, conseils aux femmes enceinte par le Dr AD. OLIVIER, anci interne de la Maternité de Paris, chef de service des maladies des femm et accouchements à la Policlinique de Paris. 1 vol. in-16 de 340 p., av 30 fig. (*Bibliothèque médicale variée*) .... 3 fr. 5

L'hermaphrodisme, structure, fonctions, état psychologiq et mental, état civil et mariage, dange et remèdes, par le Dr CH. DEBIERRE, professeur à la Faculté de mé decine de Lille. 1 vol. in-16 de 160 p., avec 23 fig. (*Petite bibliothèq médicale*) .... 2 f

Manipulations de zoologie. Guide pour les travaux pratiques de dissection, par PAUL GIROD, professeur à la Faculté des sciences de Clermont-Ferrand. 2 vol. gr. in-8, comprenant chacun 100 p., 57 pl. n. et col., cart. 20 fr.

I. Invertébrés. Avec 25 pl .... 10 fr.

II. Vertébrés. Avec 32 pl .... 10 fr.

La tendance actuelle porte de plus en plus l'enseignement des sciences naturelles vers l'étude des faits sanctionnés par les observations de l'anatomie et de la physiologie. Il faut donner aux travaux pratiques dans les laboratoires la large place qu'ils méritent. Les manipulations peuvent seules fixer dans l'esprit la forme, les rapports et les connexions des organes qui donnent aux types étudiés leurs caractères distinctifs.

Le plan de chaque volume est le même.

Une première partie est consacrée à l'ensemble des connaissances générales communes à toutes les manipulations du laboratoire : installation de la table de travail, choix et entretien des instruments, préparations des réactifs et des masses à injection.

La deuxième partie est réservée aux conseils pratiques généraux se rapportant à la façon de conduire une dissection, de pratiquer une injection, enfin de représenter par le dessin les objets observés.

La troisième partie comprend les manipulations des différents types choisis parmi les animaux faciles à se procurer soit sur les marchés, soit par l'intermédiaire de nos différentes stations zoologiques.

Les types décrits pour les Invertébrés sont : *Escargot*, — *Poulpe*, — *Anodonte*, — *Ecrevisse*, — *Holothurie*, — *Sangsue*. — *Vérétille*. — Pour les Vertébrés : *Grenouille*, — *Perche*, — *Poule*, — *Lapin*. — Chaque type fait l'objet d'un chapitre spécial accompagné d'un grand nombre de planches.

Les merveilles du corps humain. Structure et fonctions par E. COUVREUR préparateur à la Faculté des sciences de Lyon. 1 vol. in-16 de 360 p., avec 90 fig. (*Bibl. scientifique contemporaine*) .... 3 fr. 50

La technique microscopique et histologique, par le docteur MATHIAS DUVAL, professeur à la Faculté de Paris 1 vol. in-16, 350 p., avec 43 fig. (*Bibl. scient. contempor.*). 3 fr. 50

Anatomie et physiologie animales, par MATHIAS DUVAL et P. CONSTANTIN, agrégé des sciences naturelles, professeur au lycée de Rennes. 1 vol. in-8 de 550 p., avec 472 fig .... 6 fr.

Eléments d'anatomie comparée, par R. PERRIER, Dr ès Sciences, agrégé des sciences naturelles. 1 vol. in-8 de 1000 p., 600 fig .... 20 fr.

L'évolution sexuelle, dans l'espèce humaine par le Dr H. SICARD, doyen de la Faculté des sciences de Lyon. 1 vol. in-16 de 320 p., avec fig. (*Bibl. scient. cont.*).. 3 fr. 50

Etudes d'anatomie appliquée, par A. CHARPY, professeur à la Faculté de médecine de Toulouse. 1 vol. gr. in-8 de 221 p .... 5 fr.

Tours, imp. Deslis Frères, rue Gambetta, 6.

PETER (Michel). **Maladies du cœur**. 1 vol. in-8. 18 fr.
RINDFLEISCH. **Éléments de pathologie**. 1 vol. in-8. 6 fr.
TROUSSEAU et PETER. **Clinique médicale de l'Hôtel-Dieu**. 3 vol. in-8 .... 32 fr.
VALLEIX et LORAIN. **Guide du médecin praticien**. 5 vol. in-8 .... 50 fr.
VINAY. **Asepsie**. 1 vol. in-18 j. cart .... 8 fr.

PATHOLOGIE ET CLINIQUE CHIRURGICALES, MÉDECINE OPÉRATOIRE

BERGERON. **Petite chirurgie et chirurgie d'urgence**. 1 vol. in-18 jésus .... 5 fr.
BERNARD (Cl.) et HUETTE. **Médecine opératoire et anatomie chirurgicale**. 1 vol. in-18 jésus, avec 113 pl., fig. noires, cart. 24 fr. — Figures coloriées, cart. 48 fr.
CHAUVEL. **Opérations de chirurgie**. 1 vol. in-18 jésus, cart .... 9 fr.
CHRETIEN (H.). **Médecine opératoire**. 1 vol. in-18 j. 6 fr.
CORNIL. **Syphilis**. 1 vol. in-8 .... 10 fr.
CORRE. **Chirurgie d'urgence**. 1 vol. in-18 .... 2 fr.
DECAYE **Thérapeutique chirurgicale**. 1 v. in-18 6 fr.
DELEFOSSE **Analyse des urines**. 1 vol. in-18 j., cart. 4 fr.
— **Chirurgie des voies urinaires**. 1 vol. in-18 jés .... 7 fr.
DESPRÈS. **Chirurgie journalière**. 1 vol. in-8 ..... 12 fr.
Encyclopédie internationale de chirurgie. 7 vol. gr. in-8, avec 3,200 fig .... 122 fr. 50
Chaque volume se vend séparément .... 17 fr. 50
GALEZOWSKI (X.). **Maladies des yeux**. 1 vol. in-8 20 fr.
— **Ophtalmoscopie**. 1 vol. gr. in-8, 28 pl., cart.. 35 fr.
GALEZOWSKI et DAGUENET. **Diagnostic et traitement des affections oculaires**. 1 vol. gr. in-8.... 10 fr.
GAUJOT et SPILMANN. **Arsenal de la chirurgie contemporaine**. 2 vol. in-8, avec 1,855 figures.. 32 fr.
GELLE (E). **Maladies de l'oreille**. 1 vol. in-18 jésus. 9 fr.
GILLETTE (P.). **Chirurgie journalière des hôpitaux de Paris**. 1 vol. in-8, cart .... 12 fr.
— **Clinique chirurgicale**. 1 vol. in-8 .... 5 fr.
GOFFRES. **Bandages, pansements et appareils**. 1 vol. in-18 jésus, avec 81 pl., fig. noires, cart....... 18 fr.
— *Le même*, figures coloriées, cartonné .... 36 fr.
GROSS, ROHMER et VAUTRIN. **Pathologie et clinique chirurgicales**. 3 vol. in-8 .... 36 fr.
GUÉRIN (Alph.). **Pansements modernes**. 1 vol. in-18 jésus .... 3 fr. 50
GUYON (Félix). **Chirurgie clinique**. 1 vol. in-8... 12 fr.
— **Maladies des voies urinaires**. 1 vol. gr. in-8. 16 fr.
— **Affections chirurgicales de la vessie et de la prostate**. 1 vol. gr. in-8 .... 16 fr.

HAMILTON. **Fractures et luxations.** 1 vol. gr. in-8. 24 fr.
HARRIS et ANDRIEU. **L'Art du dentiste.** 1 vol. in-8. 20 fr.
JULLIEN (Louis). **Maladies vénériennes.** 1 vol. in-8. 20 fr.
LEBEC. **Médecine opératoire.** 1 vol. in-18 jésus.. 6 fr.
LEGOUEST. **Chirurgie d'armée.** 1 vol. in-8...... 14 fr.
MASSELON. **Ophtalmologie chirurgicale.** 1 vol. in-18 jésus.......................... 6 fr.
MAURIAC. **Maladies vénériennes.** 2 vol. in-8. 38 fr.
SAINT-GERMAIN (L.-A. de). **Chirurgie orthopédique.** 1 vol. in-8.......................... 9 fr.
THOMPSON (H.). **Maladies des voies urinaires.** 2 vol. in-8, cart.......................... 32 fr.
TRÉLAT (U.). **Clinique chirurgicale.** 2 vol. gr. in-8 30 fr.
VIDAL (de Cassis). **Pathologie externe et médecine opératoire.** 5 vol. in-8.......................... 40 fr.

ACCOUCHEMENTS, CLINIQUE OBSTÉTRICALE, MALADIES DES FEMMES ET DES ENFANTS

BOUCHUT. **Maladies des nouveau-nés, des enfants** à la mamelle et de la seconde enfance. 1 vol. in-8. 18 fr.
— **Hygiène de l'enfance.** 1 vol. in-18 jésus. 3 fr. 50
— **Clinique de l'Hôpital des Enfants.** 1 vol. in-8 10 fr.
CHAILLY. **L'Art des accouchements.** 1 vol. in-8 10 fr.
CHARPENTIER. **Accouchements.** 2 vol. gr. in-8... 30 fr.
CHURCHILL et LEBLOND. **Maladies des femmes.** 1 vol. gr. in-8.......................... 18 fr.
DESPINE et PICOT. **Maladies de l'enfance.** 1 vol. in-18 jésus.......................... 9 fr.
DONNÉ. **Conseils sur la manière d'élever les enfants nouveau-nés.** 1 vol. in-18, cartonné..... 4 fr.
EMMET. **Maladies des femmes.** 1 vol. gr. in-8.. 15 fr.
EUSTACHE. **Maladies des femmes.** 1 vol. in-18 jésus 8 fr.
GALLARD. **La menstruation.** 1 vol. in-8......... 6 fr.
— **Maladies des ovaires.** 1 vol. in-8.......... 8 fr.
GALLOIS (E.). **Manuel de la sage-femme.** 1 vol. in-18.......................... 6 fr.
JOUSSET. **Maladies de l'enfance.** 1 vol. in-16. 3 fr. 50
HOLMES. **Maladies chirurgicales des enfants.** 1 vol. in-8.......................... 15 fr.
NÆGELE et GRENSER. **L'Art des accouchements.** 1 vol. gr. in-8.......................... 12 fr.
OLIVIER. **Hygiène de la grossesse.** 1 vol. in-18. 3 fr. 50
PENARD et ABELIN. **Guide de l'accoucheur.** 1 vol. in-18, cartonné.......................... 6 fr.
SIMPSON. **Clinique obstétricale.** 1 vol. in-8.... 12 fr.

MATIÈRE MÉDICALE, PHARMACIE ET THÉRAPEUTIQUE

ANDOUARD. **Pharmacie.** 1 vol. in-8, cart........ 20 fr.
BOCQUILLON-LIMOUSIN. **Formulaire des médicaments nouveaux** 1 vol. in-18, cart............ 3 fr.

DUVAL (Émile). **Hydrothérapie.** 1 vol. in-16, cart. 5 fr.

FERRAND (E.). **Aide-mémoire de pharmacie.** 1 vol. in-18 jésus, cart .... 8 fr.

FONSSAGRIVES. **Principes de Thérapeutique générale.** 1 vol. in-8.......... 9 fr.

GALLOIS. **Formulaire de l'Union médicale.** 1 vol. in-32, cartonné.......... 3 fr. 50

GUBLER. **Thérapeutique.** 1 vol. in-8.......... 9 fr.

— **Commentaires thérapeutiques du Codex.** 1 vol. in-8.......... 16 fr.

JEANNEL. **Formulaire officinal et magistral international** 1 vol. in-18, cart.......... 6 fr. 50

MANQUAT (A.). **Thérapeutique,** matière médicale et pharmacologie. 2 vol. in-8.......... 18 fr.

MURELL. **La pratique du massage** 1 vol. in-16. 2 fr

NOTHNAGEL (H.) et ROSSBACH (M.-J.). **Matière médicale et thérapeutique.** 1 vol. gr. in-8.......... 16 fr.

HYGIÈNE ET MÉDECINE LÉGALE

ANGERSTEIN et ECKLER. **La Gymnastique à la maison.** 1 vol in-16.......... 2 fr.

ARNOULD. **Hygiène.** 1 volume in-8, cart.......... 20 fr.

BEDOIN. **Hygiène publique,** 1 vol. in-18 jésus. cart. 5 fr.

BONNET (V.). **Analyse microscopique des denrées alimentaires.** 1 vol. in-18 jésus, cart.......... 6 fr.

BROUARDEL (P.). **Le secret médical.** 1 vol. in-16 3 fr. 50

BROUARDEL (P.). et OGIER **Le laboratoire de toxicologie.** 1 vol. gr. in-8.......... 8 fr.

CHAPUIS. **Toxicologie.** 1 vol. in-18 jésus, cart.......... 8 fr.

COLIN (Léon). **Maladies épidémiques.** 1 vol. in-8. 16 fr.

DUBRAC. **Jurisprudence médicale et pharmaceutique.** 1 vol. in-8.......... 12 fr.

FONSSAGRIVES. **Hygiène et assainissement des villes.** 1 vol in-8.......... 8 fr.

— **Hygiène alimentaire.** 1 vol. in-8.......... 9 fr.

— **Hygiène navale.** 1 vol. in-8.......... 15 fr.

GAUTIER (A.). **Cuivre et Plomb.** 1 vol. in 18 jés. 3 fr. 50

— **Analyse et Sophistication des vins.** 1 vol. in-18 jésus, cart.......... 6 fr.

LEBLOND et BOUVIER. **La gymnastique et les exercices physiques.** 1 vol. in-18 jésus, cart.......... 4 fr.

LEVY (Michel). **Hygiène.** 2 vol. gr. in-8.......... 20 fr.

MACE. **Les substances alimentaires étudiées au microscope** 1 vol. in-8.......... 14 fr.

MORACHE. **Hygiène militaire.** 1 vol. in-8.......... 15 fr.

SOUBEIRAN. **Falsifications et altérations.** 1 vol in-8.......... 14 fr.

TARDIEU. **Médecine légale.** 9 vol. in-8.......... 54 fr.

VIBERT. **Médecine légale.** 1 vol. in-18 jésus, cart. 8 fr.

www.ingramcontent.com/pod-product-compliance
Ingram Content Group UK Ltd.
Pitfield, Milton Keynes, MK11 3LW, UK
UKHW021051220726
13924UKWH00005B/2071

9 782019 244378